Docteur SÉGELLE

DE

L'UNIVERSITÉ DE MONTPELLIER

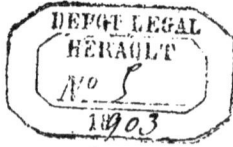

Vésicatoire

et

Leucocytose

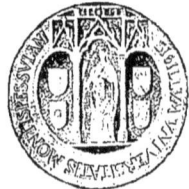

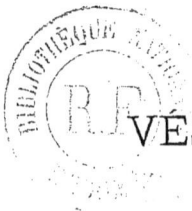

VÉSICATOIRE

ET

LEUCOCYTOSE

VÉSICATOIRE

ET

LEUCOCYTOSE

PAR

Jean SÉGELLE

Officier d'administration de 1re classe
du service de santé militaire
Ancien professeur
à l'École d'aministration militaire de Vincennes.
Docteur en médecine

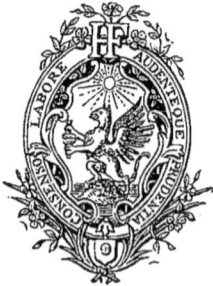

MONTPELLIER
IMPRIMERIE CENTRALE DU MIDI
(HAMELIN FRÈRES)
—
1902

DU MÊME AUTEUR

LES INFIRMERIES-AMBULANCES AU TONKIN

(*Archives de médecine et de pharmacie militaires, 1888*)

A MONSIEUR LE MÉDECIN PRINCIPAL

A, SOCKEEL

MÉDECIN-CHEF A L'ÉCOLE D'APPLICATION D'ARTILLERIE ET DU GÉNIE
A FONTAINEBLEAU.

J, SÉGELLE.

AVANT-PROPOS

———

Au moment de présenter cette thèse, couronnement de laborieuses études, nous avons un devoir bien agréable à remplir, celui de rappeler les noms des personnes qui nous ont aidé à atteindre le but que nous nous étions proposé et de leur adresser le juste hommage de notre reconnaissance.

Pendant plus d'une année, M. le pharmacien-major Ravin nous consacra, chaque jour, plusieurs heures, dans son laboratoire de l'hôpital militaire de Dellys, pour nous préparer au certificat d'études physiques, chimiques et naturelles.

Plus tard, à l'hôpital militaire de Médéa, M. le médecin-chef Sockeel fut pour nous, non seulement un chef bienveillant, mais encore un maître aimé et autorisé. A l'amphithéâtre, à la salle d'opérations, aux lits des malades, il nous fit l'enseignement de l'art médical avec la haute compétence et l'inaltérable dévouement que lui connaissent bien tous ceux qui l'ont vu à l'œuvre. Et simultanément, ses aides, MM. les médecins-majors Léon Cros et Menut, furent bénévolement nos répétiteurs d'anatomie.

En raison de notre éloignement de l'École de médecine d'Alger, il nous fut impossible de suivre assidûment, comme nous l'aurions voulu, l'enseignement de MM. les professeurs Gémy, Curtillet et Cochez, dont nous fûmes le stagiaire plus officiel qu'effectif, mais nous avons conservé le meilleur souvenir des rares journées passées près de ces habiles cliniciens à l'hôpital de Mustapha. Heureusement, nous avons pu suivre plus complètement l'enseignement à la fois si pratique et si élevé de l'éminent professeur Trolard et faire notre profit des conseils et des leçons si judicieuses de son aimable et savant chef des travaux, M. le docteur Labbé.

Il y a deux ans, le désir, que nous avions depuis longtemps de tenir garnison dans une ville pourvue d'une École de médecine, fut enfin exaucé, grâce à la bienveillance de nos supérieurs, en particulier de M. le médecin inspecteur Dieu, et c'est dans l'antique école hippocratique, près de la vieille et célèbre Faculté de Montpellier, que nous avons eu le bonheur de venir terminer légalement nos études médicales.

Dès notre arrivée, nous avons été guidé par M. le médecin-major Bichelonne, qui nous montra les services, nous présenta à quelques-uns des maîtres dont nous voulions plus spécialement suivre les cliniques, et ne cessa pendant ces deux années de nous aider de ses conseils éclairés.

Nous avons trouvé, à Montpellier, non seulement des professeurs dont la renommée est universelle, ainsi qu'en témoignent les travaux de plusieurs d'entre eux publiés chez les nations voisines et la présence à la Faculté de nombreux élèves étrangers, mais encore des hommes aimables et accueillants dont nous conserverons toujours un vif et agréable souvenir.

Nous avons plus particulièrement suivi le service de clinique médicale de M. le professeur Carrieu, et c'est au cours d'une série de conférences de ce maître que nous avons conçu l'idée de notre thèse.

Enfin nous n'oublierons jamais que, si nous avons pu suivre assidûment l'enseignement de nos éminents professeurs, c'est grâce à la haute bienveillance de notre chef, M. le médecin principal de 1re classe Czernicki, directeur du service de santé du XVIe corps d'armée, qui nous laissa toute la latitude compatible avec nos obligations militaires et voulut bien s'intéresser à nos efforts et les encourager.

25 juillet 1902.

INTRODUCTION

Depuis deux ans que nous fréquentons le service de M. le professeur Carrieu, nous avons suivi avec un vif intérêt les travaux sur la leucocytose provoquée par le visicatoire cantharidien, travaux entrepris par ce maître et par son chef de clinique, M. le docteur Lagriffoul, aujourd'hui chef des travaux du laboratoire de microbiologie dirigé par M. le professeur Rodet.

M. Carrieu, à qui nous avons exprimé le désir de présenter dans notre thèse le résultat de ces travaux, a bien voulu accéder à notre demande, et nous avons trouvé auprès de M. Lagriffoul toute la complaisance nécessaire pour mener à bien notre travail.

C'est en réalité M. Lagriffoul qui a procédé, en notre présence, aux numérations globulaires indiquées dans les dix-huit observations que nous rapportons. Or cette numération est l'élément important, vraiment nouveau, de notre thèse ; les chiffres que nous donnons prouvent d'une façon irréfutable la leucocytose, autant dire la défense de l'organisme par le vésicatoire.

Toutes les observations que nous présentons, bien que nous ayons personnellement suivi les malades, ont été recueillies dans le service de M. Carrieu, soit par M. Lagriffoul, soit par son successeur, M. le docteur Ardin-Delteil.

Dans un premier chapitre, nous rappelons rapidement l'historique du vésicatoire. Nous avons jugé inutile de nous étendre longuement sur ce sujet que l'on trouvera plus amplement exposé dans les ouvrages cités à l'index bibliographique.

Dans un deuxième chapitre, nous rappelons sommairement les découvertes faites sur la défense de l'organisme depuis l'ère microbienne, qui a révolutionné la médecine, ou mieux, qui a expliqué ce qui n'était d'abord qu'empirisme.

Un troisième chapitre comprend :

1° Le manuel opératoire pour la numération des globules blancs ;

2° Les observations recueillies avec la numération des leucocytes ;

3° Le mode d'application, les contre-indications et les principales indications du visicatoire ;

4° Nos conclusions.

Enfin nous terminons par un index bibliographique qui, vu l'urgence, et en raison de nos occupations extra-médicales, nous a été constitué, en grande partie, par M. le médecin-major Bichelonne.

Que MM. Carrieu, Bichelonne, Lagriffoul et Ardin-Delteil veuillent bien recevoir ici l'expression de notre gratitude.

VÉSICATOIRE

ET

LEUCOCYTOSE

CHAPITRE I

HISTORIQUE DU VÉSICATOIRE

« Tout est dit, et l'on vient trop tard depuis plus de sept
« mille ans qu'il y a des hommes, et qui pensent... l'on ne
« fait que glaner après les anciens... »

C'est à l'antiquité, en effet, qu'il faut faire remonter l'origine du vésicatoire, et que ce soit à l'Asclépiade de Bithynie, à Arétée, à Archigène, médecin de Néron, que l'on attribue l'invention de ce moyen de révulsion, il est certain que, depuis bien des siècles déjà, le vésicatoire est employé dans l'art de guérir. Et depuis ce temps, traversant des fortunes diverses, très attaqué par les uns, défendu ardemment par d'autres, le vésicatoire est arrivé jusqu'à nous, sans que l'accord ait pu se faire entre ses détracteurs et ses défenseurs.

Galien, Aétius, Paul d'Egine, Oribase emploient le révulsif cantharidien surtout contre la rage, la lèpre, les chairs baveuses ; les Arabes et l'Ecole de Salerne suivent fidèlement les enseignements et les pratiques de Galien et de ses élèves, et, jusqu'au seizième siècle, comme ce sont surtout encore les Arabes et les préceptes galéniques qui font la loi, le vésicatoire se maintient dans la pratique, sans cependant devenir d'un emploi très fréquent dans le traitement des maladies.

Le seizième siècle et la Renaissance ne sont pas favorables au vésicatoire : Paracelse, Fernel, Van Helmont sont des partisans très tièdes de l'emplâtre vésicant. Van Helmont le condamne et le regarde comme nuisible. Ambroise Paré n'a recours à lui qu'à tout hasard, quand les autres remèdes n'ont pas donné de résultats satisfaisants.

Mais Merculiaris (de Bologne) déclare que, dans le cours d'une épidémie grave, il n'a trouvé aucun auxiliaire supérieur au vésicatoire : « *Nullum auxilium præstantius vesicantibus inveni* », et de même Herculis Saxonia en obtient les avantages les plus appréciables.

Après ces succès, le vésicatoire se répand dans la pratique : le dix-septième siècle lui fait un accueil favorable. Sydenham le préconise comme un remède héroïque dans bon nombre de maladies, et, comme toujours, de l'usage on passa si vite à l'abus, que l'emplâtre cantharidé, employé dans tous les cas, sans jugement parfois, ne donna pas tous les résultats que l'on croyait pouvoir en attendre.

La réaction commence avec le livre de Baglivi : *de usu et abusu vesicantium*, où le célèbre médecin de Bologne, avec beaucoup de pondération, discute les indications et les contre-indications du vésicatoire. D'autres auteurs, au dix-huitième siècle, parmi lesquels Van Swieten et Tralles (de Breslau), essaient, après Baglivi, d'enrayer les excès et les abus qui se produisent dans l'usage du vésicatoire : vains efforts, on emploie de plus en plus ce moyen de révulsion, et ce n'est qu'au dix-neuvième siècle que, d'une façon sérieuse, s'ouvre la question de l'utilité et des dangers du vésicatoire.

Les idées de Broussais, qui dominent l'histoire de la première moitié du siècle dernier, sont favorables à la cause de la révulsion, et, malgré quelques tentatives de lutte contre son emploi trop généralisé (Louis, Laënnec), les cliniciens de cette époque font jouer au révulsif cantharidé un rôle considérable. Bouillaud, Andral, dans leurs cliniques, lui donnent une place très large et l'Académie de Médecine, en 1855, malgré Malgaigne, consacra la supériorité de la révulsion et de son principal agent.

Les attaques les plus sérieuses commencent avec les doctrines parasitaires de Pasteur et les théories médicales qui en découlent. Bien que le vésicatoire demeure encore un remède très populaire et très employé, il devient, comme bien des médicaments des pratiques anciennes, l'objet du dédain des générations nouvelles. Le détail de toutes les attaques auxquelles il a été en butte nous entraînerait trop loin : dans les quinze dernières années seulement est considérable le nombre d'articles de journaux, de monographies, de thèses qui se sont écrits pour ou contre la vésication.

Manquat, dès la première édition de son *Traité de thérapeutique* (1892), après avoir relevé contre l'inculpé dix chefs d'accusation, conclut : « En présence des inconvénients que « nous venons de signaler, il faudrait que le vésicatoire pré- « sentât de biens grands avantages pour qu'on se décidât à « en faire usage... Son usage est tout entier du domaine de « l'empirisme. »

Besson, dans une thèse volumineuse (Lyon 1892), s'appuyant sur des expériences nombreuses, contestables d'ailleurs pour la plupart, arrive à en déduire que, « surtout dans les « maladies infectieuses, l'emploi du vésicatoire semble irra-

« tionnel. En particulier, son emploi toujours inutile et sou-
« vent nuisible dans la pneumonie, est absolument contre-
« indiqué dans la pleurésie, les affections rénales et les
« affections du système nerveux ou les maladies générales
« qui, affaiblissant la nutrition des tissus, les prédisposent à
« la mortification.»

Dans les séances des 11, 25 mars et 13 mai 1896, la Société
de thérapeutique, à propos d'un cas d'albuminurie provoquée
par l'application d'un vésicatoire rapporté par Huchard, discute longuement les indications et les contre-indications du
révulsif cantharidé. Si Huchard, Mathieu, Bardet, Le Gendre se déclarent ou ennemis ou partisans tièdes de ce moyen
d'action, Ferrand, au contraire, en véritable chevalier servant,
rompt des lances pour sauver l'existence de cet agent thérapeutique, dont la proscription absolue semble nécessaire à
certains de ses détracteurs.

La discussion devient plus ardente en 1898, à la tribune
si retentissante de l'Académie de Médecine, et huit séances
sont consacrées à l'attaque et à la défense du vésicatoire. Si
A. Robin, Ferrand, Hervieux, Lancereaux, Panas, Daremberg, Trasbot montrent tous les heureux effets que l'on peut
retirer d'un emplâtre cantharidé convenablement et opportu-
nément appliqué, les attaques les plus vives sont dirigées
contre lui par Laborde et surtout Huchard. Dans une
terrible philippique, d'ailleurs très éloquente et fort docu-
mentée, ce dernier en arrive à demander que l'on fasse disparaître de la thérapeutique ce moyen d'action.

Carcanague (thèse de Paris, 1898), « au nom de l'expérience
« de douze années d'un humble médecin de campagne », reprend
la défense et essaie de rallier amis et ennemis par la réforme
du vésicatoire. Des journaux, la *Médecine infantile* par
exemple, demandent à leurs lecteurs leur opinion sur l'emploi
du révulsif cantharidé : sur plus de cent réponses, quatre

sont franchement contre, trois sont douteuses, les autres sont pour.

Georges Bablon (thèse de Lyon, 1900), s'appuyant sur cent observations, montre que l'usage des vésicatoires, appliqués avec discernement, n'est suivi d'aucun accident et fait justice des méfaits dont l'accablent ses détracteurs.

Cet exposé historique terminé, si nous cherchons, au milieu de ces discussions académiques, à nous faire une idée approximative de ce que vaut le vésicatoire, nous trouvons dans le résumé ironique, fait par Huchard, des qualités de cet agent, l'énumération de celles qu'on lui reconnaît.

Le vésicatoire est :

1° Analgésique ;

2° Éliminateur, c'est-à-dire diurétique ;

3° Excitant nervo-vasculaire ;

4° Ventilateur ;

5° Enfin antimicrobien ou antiseptique.

Nous ne parlerons pas des quatre premières propositions. Les unes sont à peu près admises par tout le monde, telles sont les propriétés analgésiques ; mais les autres, au contraire, sont très vivement discutées. L'action de la cantharide sur l'appareil urinaire, par exemple, peut aller depuis la simple diurèse jusqu'à la cysto-pyélo-néphrite et jusqu'à une véritable néphrite albumineuse. Rayer, Talamon, Germain Sée, Lancereaux ont retiré de bons effets de la cantharide dans certaines néphrites, et il semble que son usage mesuré, dans un vésicatoire méthodiquement traité, ne saurait être proscrit comme un danger fatal pour les voies urinaires. Les adversaires, se fondant sur des observations où le vésicatoire fut appliqué sans précautions, sur des sujets à voies urinaires malades, ou sur des expériences comme celles de Galippe, qui applique sur des chiens cachectiques des emplâtres cantharidés de 0m25 sur 0m25, et les laisse quatre jours en place après les avoir saupoudré de cantharides, ces adversaires, disons-nous, le proscrivent comme pouvant amener des troubles graves de cysto-néphrite et même l'exitus fatal. Comme toujours, la vérité est dans un moyen terme : chez les sujets à appareil génito-urinaire intact, un vésicatoire de dimensions raisonnables, proprement appliqué, laissé en place le temps nécessaire et pansé aseptiquement, ne donnera lieu à aucun accident. Guyon ne dit-il pas : « Je n'ai jamais eu « l'occasion d'observer la cystite cantharidienne, ce qui tient « à la courte durée habituelle et à la rareté do cette affec- « tion. » Il en est de même des autres propriétés ; elles ont été très discutées, chaque auteur apportant des faits qui ne satisfaisaient que lui-même ou ses partisans, sans arriver à convaincre ses adversaires. A. Robin lui-même, à l'Académie de Médecine, a vu ses expériences, pourtant si concluantes, sur l'effet produit par le vésicatoire sur le chimisme respiratoire, combattues par Huchard, qui ne peut admettre, comme le veut Robin, que cet agent ait la propriété « d'aug- « menter extrêmement la consommation d'oxygène et la ven- « tilation pulmonaire. »

Relater ces discussions nous entraînerait trop loin, nous n'aurions aucun argument nouveau à apporter et nous ne pourrions faire qu'œuvre de facile érudition. Il est un point seulement sur lequel nous voulons nous arrêter, c'est sur le rôle antimicrobien ou antiseptique du vésicatoire.

Les découvertes de Pasteur et les théories médicales qui en furent la conséquence avaient précipité la décadence du vésicatoire ; les jeunes générations éprises de parasitologie n'eurent que sarcasme et mépris pour l'ancienne pharmacopée en général, et pour l'emplâtre cantharidien en particulier ; il semblait que les doctrines pastoriennes devaient lui porter le dernier coup. Au nom de ces doctrines, Huchard jette, du haut de la tribune de l'Académie de Médecine, l'anathème sur l'emplâtre vésicant, en des termes qu'il faut citer tout au long : « Au nom de l'histoire médicale que j'ai essayé de « vous retracer et qui a ses grands enseignements, au nom « de l'observation des faits, de l'expérimentation et des doc- « trines microbiennes, je crois fermement le vésicatoire des- « tiné à disparaître, parce qu'il est dangereux souvent et « inutile presque toujours, comme devraient disparaître tou- « tes les médications surannées qui encombrent notre vieille « pharmacopée, comme devraient être répudiées toutes les « médecines dont Montaigne disait « qu'elles sont bonnes à « rendre la santé malade ». La raison en est bien simple : « depuis plus de vingt ans, il y a quelque chose de changé en « médecine. Les cadres nosologiques d'autrefois se démem- « brent, l'inflammation dont le joug a tant pesé sur la prati- « que médicale ne règne plus en maîtresse, elle n'est plus « qu'un phénomène réactionnel ou secondaire, au lieu d'être « un phénomène causal ou primitif. A la clarté des doctrines « pastoriennes, le rôle de l'infection a été le plus souvent « substitué à celui de la phlegmasie, d'où une orientation « nouvelle pour la thérapeutique qui doit modifier son outil- « lage, parce qu'elle marche toujours à l'ombre des doctrines « médicales, si bien qu'en paraphrasant un mot célèbre, on « peut dire : « Donnez-moi de bonnes doctrines médicales, « je vous ferai de la bonne thérapeutique ». Comme les doc- « trines pastoriennes sont définitivement acquises, comme « une ère médicale nouvelle s'est levée, on ne pourra plus « dire, espérons-le, que les médecins changent souvent « d'idées fixes, car ces idées, désormais immuables, s'ap- « puient sur l'observation des faits et sur l'expérimentation « aussi rigoureuse que possible. Le moment était donc venu « de discuter, de résoudre, peut-être, cette question du vési- « catoire. »

Nous avons tenu à reproduire en entier cette conclusion

que tire Huchard de son réquisitoire ; elle nous fait voir net-
tement que c'est surtout au nom des théories microbiennes
que l'on condamne la révulsion cantharidée, qu'on lui refuse
toute action bienfaisante. Tout ce que des siècles de patientes
observations cliniques avaient démontré aux praticiens les
plus éminents : Bouillaud, Andral, Peter, Grisolle, Hervieux,
Bouchut, Desprès, pour ne citer que ceux du siècle dernier,
toute cette expérience longuement acquise doit disparaître
devant les théories nouvelles.

Au nom de la clinique, Hervieux a fait appel de l'ostra-
cisme dont on veut frapper le vésicatoire : « Il faudrait donc
« supposer, dit-il, qu'en constatant journellement, pendant
« un quart de siècle, l'indiscutable efficacité de ce mode de
« traitement, j'ai été la dupe continuelle d'une erreur sans
« exemple. Lorsque je voyais s'amender les douleurs atroces
« qui arrachaient aux malades des plaintes lamentables :
« erreur. Lorsque le ventre ballonné subissait un affaisse-
« ment notable : erreur. Lorsque par l'action répétée de ce
« même moyen le pouls et la température se rapprochaient
« de leur type normal, lorsque le facies altéré reprenait son
« expression habituelle, la langue son humidité et les yeux
« leur animation : erreur ou illusion pure. » Et plus loin, il
ajoute : « A côté des doctrines pastoriennes, il y a la
« clinique qui parle au nom de l'expérience, au nom des
« faits constatés et des résultats obtenus. La clinique et
« les doctrines pastoriennes constituent deux parties de
« notre science qui doivent se prêter un mutuel secours,
« et dont l'une ne doit pas servir d'argument pour annihiler
« l'autre. »

Eh bien ! ce sont ces deux parties que, à propos du vésicatoire en particulier, on veut opposer l'une à l'autre, que,
dans cette thèse, nous voudrions essayer de réunir, en nous
basant sur l'observation exacte et scientifique de faits de

biologie pathologique. Comme dans bien d'autres questions, nous ferons voir que la clinique et les théories pastoriennes, loin de se détruire l'une l'autre, se prêtent, au contraire, un mutuel appui pour nous expliquer les bons effets du révulsif cantharidé dans certains cas, ses effets nuls dans d'autres.

Les découvertes de Pasteur et de son école ont substitué à toutes les idées qui jusqu'alors avaient été émises sur l'origine et la nature des diverses maladies, la notion de l'infection : dans toute maladie, il y a un germe, un infiniment petit, végétal ou animal, qui, envahissant l'organisme et s'y multipliant, cause la maladie, soit par lui-même (action mécanique, pouvoir traumatique), soit par les déchets auxquels sa pullulation donne lieu et qui sont, pour l'homme ou l'animal infecté, de véritables poisons : ce sont les toxines élaborées aux dépens des humeurs et des tissus décomposés. L'organisme lutte avec ses moyens de défense et, parmi ceux-ci, nous savons que c'est surtout la phagocytose qui est, pour le sujet malade, la principale façon de résister à l'infection : la maladie infectieuse n'est donc que la lutte des microbes et des éléments anatomiques de l'organisme. Qu'est-ce donc que cette phagocytose qui est, pour le sujet attaqué, le meilleur des moyens de défense à opposer à l'envahisseur ?

CHAPITRE II

LA PHAGOCYTOSE. — MOYENS QUI FAVORISENT SA PRODUCTION

Depuis longtemps déjà, on avait pressenti la phagocytose, car il était d'observation courante que toute détérioration organique est suivie d'un afflux de leucocytes qui semble avoir pour effet de circonscrire, arrêter et réparer le processus morbide.

On avait remarqué aussi, depuis longtemps, l'affinité toute particulière qu'ont les globules blancs pour les particules étrangères ; on avait vu, dans des expériences courantes, les leucocytes englobant les substances colorantes, les poussières charbonneuses, le pigment hématique ou mélanique. De même Glüge avait fait voir, autour des foyers inflammatoires des centres nerveux, les leucocytes résorbant la myéline par un processus d'englobement analogue. Partout s'affirmait le rôle phagocytaire des cellules blanches.

Le rôle des tissus et des éléments lymphatiques dans les maladies infectieuses était pressenti aussi depuis longtemps, car l'on avait remarqué, dans toute maladie infectieuse, une suractivité fonctionnelle des organes riches en leucocytes : rate, ganglions lymphatiques, moelle osseuse, formations réticulées des muqueuses. Le sang devenait, dans les infections, beaucoup plus riche en cellules blanches qu'à l'état normal, à l'infection répondait donc la leucocytose sanguine.

Dans sa pathologie comparée de l'inflammation, en 1892, Metchnikoff a établi son immortelle théorie de la lutte des leucocytes contre les infections, et ses recherches, fondées sur la physiologie comparée et la biologie expérimentale, ont fait voir le rôle de la phagocytose dans la défense organique contre les germes nuisibles.

Dans la série des êtres, on constate, même chez les organismes les plus inférieurs, une ébauche de cette fonction phagocytaire. Chez les myxomycètes, par exemple, qui sont capables de résister à certaines infections, c'est à tout le protoplasma qui constitue ces êtres cellulaires qu'est dévolue cette phagocytose ; chez les spongiaires, ce sont les cellules du mésoderme et certains éléments de l'endoderme qui se spécialisent déjà pour constituer les tissus destinés à repousser les assaillants extérieurs. Et, à mesure que l'on s'élève, on voit que ce sont des tissus spéciaux qui sont chargés de cette fonction importante de la défense de la vie. Chez les animaux supérieurs, chez l'homme, c'est aux globules blancs du sang surtout qu'est dévolue la protection de l'organisme.

Ces globules blancs ou leucocytes existent, on le sait, dans le sang et dans certaines parties de l'économie (rate, moelle osseuse, ganglions lymphatiques, tissus réticulés, etc...). Ils ont, au repos, une forme sphérique, mais ils sont doués d'une propriété particulière qui les fait changer de forme à tout instant (activité amiboïde) et affecter ainsi les aspects les plus variés.

Ils sont incolores, avec un reflet grisâtre ; leur aspect est granuleux. Chez l'homme, ils ont 9 μ de diamètre ; ils sont, par conséquent, plus grands que les globules rouges. Leur nombre est normalement de 6.000 à 8.000 par millimètre cube; mais ce nombre est variable avec la constitution des individus ou certaines conditions, l'âge, par exemple ; le nombre est diminué chez le vieillard, augmenté chez l'enfant.

La cellule blanche est constituée par une masse protoplasmique et un noyau.

La masse protoplasmique est entièrement nue, elle ne possède pas, comme on l'a cru, de membrane d'enveloppe. La formation des prolongements amiboïdes et l'examen direct de la cellule, qui n'offre pas de double contour, permettent d'écarter l'idée de toute cuticule enveloppante. On trouve, dans le protoplasma, des granulations diverses, notamment de la substance glycogène, que l'iode colore en brun acajou. Dans les leucocytes vivants de l'homme, le noyau est invisible : il apparaît sous l'influence de l'eau, de l'acide acétique qui tuent la cellule et rendent le protoplasma transparent. Ce noyau a des formes très diverses : quelquefois il y a plusieurs noyaux distincts, quelquefois le noyau unique affecte l'aspect d'un boudin contourné, il peut être réniforme, ovalaire. Nous pouvons distinguer plusieurs variétés de globules blancs.

1° LYMPHOCYTES. — Ainsi nommés parce qu'ils sont particulièrement abondants dans les ganglions lymphatiques. Ce sont de très petits globules sphériques finement granuleux (6 μ). Ils sont formés d'un noyau comprenant presque tout le corpuscule et d'une mince couche protoplasmique périphérique. Ils forment les $\frac{23}{100}$ des leucocytes du sang : leur activité amiboïde est faible ; ils ne sont pas phagocytes.

2° LEUCOCYTES MONONUCLÉAIRES — Ce sont des cellules sphériques à protoplasma finement granuleux ; leur diamètre est de 7 μ à 7 5. Le protoplasma, assez abondant, se colore vivement par les couleurs basiques d'aniline : le noyau est arrondi, ou ovalaire, ou réniforme. Il y en a environ $\frac{25}{100}$ dans la masse des leucocytes sanguins. Ils sont amiboïdes et phagocytes.

3° LEUCOCYTES POLYNUCLÉAIRES. — Ce sont les leucocytes types ; ils représentent au moins 45 pour 100 de la masse totale des divers globules blancs. Leur diamètre est de 9 μ à 9 μ 5 ; leur protoplasma est finement granuleux ; leur noyau leur a fait donner le nom de polynucléaires ; en réalité, il est unique, mais configuré en boudin irrégulier. Ils sont très amiboïdes et très phagocytes. On les appelle encore *leucocytes neutrophiles* parce que leurs granulations, à part celles qui sont de nature graisseuse, ne se colorent que par un mélange de couleurs acides et de couleurs basiques d'aniline.

4° LEUCOCYTES ÉOSINOPHILES. — Analogues aux précédents par leur noyau en boudin et par leurs dimensions, ils s'en distinguent par de grosses granulations qui ne se colorent que par des couleurs d'aniline acides et qui sont teintées d'une manière particulièrement intenses par l'éosine, d'où leur nom. Ils sont faiblement amiboïdes et pas du tout phagocytes. Cette variété ne représente que 7 pour 100 de la masse totale des leucocytes.

L'activité amiboïde des cellules blanches se manifeste par l'émission de prolongements variables comme forme, comme direction : ce sont des pseudopodes. On en distingue deux variétés : pseudopodes en nappes et pseudopodes en aiguilles ; ces derniers sont spéciaux à certains animaux tels que le triton crêté (Renaut).

Les pseudopodes en nappes consistent en des expansions membraniformes très minces, souvent échancrées par deux ou trois dents plus ou moins profondes : ces prolongements se modifient incessamment : ils se déplacent, d'autres se produisent et la cellule arrive ainsi à progresser, d'où le nom de cellule migratrice qui lui a été donné.

C'est grâce à cette dernière propriété que se produit le phénomène de la diapédèse. Nous ne décrirons pas l'expé-

4

rience de Cohnheim sur cette diapédèse : la margination des cellules blanches dans les capillaires et les veinules, leur fixation, puis leur passage à travers la paroi de ces vaisseaux sont connus de tout le monde. Rappelons seulement que ce sont surtout les leucocytes mono' et polynucléaires qui sont doués des mouvements les plus actifs et émigrent le plus facilement.

La présence de l'oxygène est nécessaire pour la production de la diapédèse. Elle est arrêtée si, comprimant une veine, on détermine ainsi une accumulation d'acide carbonique (CO_2) ; elle est activée par l'afflux du sang artériel. Les expériences suivantes en sont la preuve :

1° Si l'on inocule le streptocoque de l'érysipèle sous la peau de l'oreille de deux lapins, et si chez l'un on favorise l'afflux du sang artériel, en arrachant le ganglion cervical supérieur du grand sympathique, on constate que l'exsudat est plus abondant et que la diapédèse se fait beaucoup plus activement dans l'oreille énervée. En prélevant, au bout de trois on quatre heures, une gouttelette des exsudats, on trouve, chez l'animal opéré, quarante fois plus de leucocytes que chez le témoin. Cette production plus rapide de l'œdème et cette arrivée plus précoce des leucocytes rendent l'inflammation beaucoup plus aiguë au début, mais elles précipitent son évolution : l'érysipèle guérit beaucoup plus vite et plus complètement. On obtient le même résultat en ayant recours aux agents physiques , tels que la chaleur, ainsi nous le prouve l'expérience de Filehne ;

2° Cette expérience montre encore l'influence favorable de la congestion active sur la guérison des infections. Filehne fait une injection de streptocoques dans l'oreille de deux lapins ; sur l'un d'eux, on entoure l'oreille d'un sac de caoutchouc où circule de l'eau chaude. L'élévation de la température favorise la congestion, la diapédèse est plus active et la guérison plus rapidement obtenue ;

3° Carnot active la congestion par des substances vaso-dilatatrices, comme le nitrite d'amyle, et obtient les mêmes résultats.

Enfin l'expérience de Cohnheim, répétée par Zahn, sur un mésentère de grenouille étalé dans l'air stérilisé, a montré que, dans ces conditions, on obtient bien de la congestion, mais qu'il ne se produit aucun phénomène de diapédèse : l'arrivée des germes de l'air sur ce péritoine exposé est donc nécessaire pour amener l'issue des cellules blanches hors des vaisseaux ; c'est donc la présence des bactéries qui sollicite la sortie des leucocytes. Hors des vaisseaux, ces leucocytes se dirigent vers l'endroit où pullulent les microbes ; cette attirance spéciale des globules blancs par les produits sécrétés par les microbes et ceux des cellules mortes est ce que l'on appelle la chimiotaxie positive. Il y a chimiotaxie négative quand le germe infectieux, très virulent, produit des poisons qui repoussent les leucocytes.

Nous venons de rappeler quels sont les éléments de la phagocytose, les globules blancs, leurs propriétés diapédétiques et chimiotactiques ; au premier rang des phagocytes, nous trouvons les leucocytes les plus actifs dans la diapédèse, c'est-à-dire les mono et les polynucléaires du sang, de la lymphe, des plasmas. Ce sont eux que, dans les expériences, on retrouve toujours chargés de corps étrangers ; les lymphocytes, les éosinophiles n'en ont jamais.

La phagocytose utilise encore les leucocytes mono et polynucléaires de la moelle des os et des organes lymphatiques, les cellules migratrices et les cellules fixes du tissu connectif, enfin les clasmatocytes de Ranvier. Ajoutons l'endothélium vasculaire, les cellules de Kupfer du foie et de leurs analogues de la rate. Dans les cellules géantes de la

tuberculose, le rôle phagocytaire paraît des plus actifs ; il a
son analogue dans la destruction des bacilles tuberculeux par
les cellules géantes de la gerbille (Metchnikoff).

On peut montrer expérimentalement le rôle des leucocytes
dans la défense de l'organisme. On injecte une culture microbienne dans les veines ou sous la peau d'un animal moyenne-
ment sensible, et on prélève, à des intervalles variables, une
goutte de sang ou d'exsudat au point d'inoculation. Les bactéries sont englobées par les phagocytes. Chez les animaux
réfractaires ou vaccinés, cet afflux phagocytaire et cet englobement sont très actifs : Sanarelli avec le vibrion avicide,
Grüber et Metchnikoff avec le vibrion cholérique injectés
aux cobayes réfractaires, ont observé une intervention précoce et efficace des cellules blanches. En prélevant, peu de
temps après l'inoculation, une goutte d'exsudat pour la placer
à l'étuve (38°) on voit les leucocytes, d'abord chargés de
rares vibrions, en être bientôt bourrés, éclater et laisser les
germes se répandre dans le liquide ambiant : l'englobement
est ici des plus évidents.

On obtient, avec les cellules de Ziegler, une démonstration
très nette du rôle des globules blancs. Ce sont de petits tubes
que l'on charge d'une culture microbienne vivante ; on les in-
sinue dans le tissu cellulaire ou le péritoine d'un animal modé-
rément sensible, et, bientôt, on voit la culture remplacée par
un thrombus blanc phagocytaire. Et là, la destruction des
germes est bien le fait des phagocytes : n'interviennent ni la
sérosité, ni l'état bactéricide du sérum. Si l'on a enfermé la
culture dans de l'ouate, du papier buvard, de la moelle de
sureau, avant de l'insérer dans le tissu cellulaire, la pénétra-
tion du sérum est possible, mais les phagocytes pénètrent
plus lentement, et les bactéries conservent leur vitalité et leur
virulence plus longtemps.

C'est donc bien aux cellules blanches qu'est réservé le principal rôle dans la destruction des germes pathogènes. On a fait justice, par des expériences qu'il serait trop long de rapporter ici, des théories de Klein qui prétendait que l'englobement des microbes résultait d'une action directe de ceux-ci sur la cellule lymphatique, qui serait attaquée et tuée par eux ; des affirmations de Klebs, Flügge et Emmerich qui voulaient que les phagocytes englobassent seulement des microbes morts.

Les phagocytes sont impuissants à détruire les spores, mais ils les immobilisent et les rendent inoffensives. Si l'on introduit dans le corps d'un animal des spores enfermées dans de l'ouate ou du papier buvard, l'afflux phagocytaire ne peut se faire, la germination des spores se fait, grâce au plasma, et la maladie se déclare.

Les maladies sont d'autant plus graves et leur évolution est d'autant plus rapide que les bactéries se développent plus librement et sont moins influencées par les leucocytes ; ceux-ci peuvent ne pas détruire complètement celles-là et les rendre seulement en partie inoffensives en les immobilisant. La tuberculose torpide locale des espèces réfractaires, la septicémie tuberculeuse rapide des sujets très sensibles, fournissent un exemple frappant de ce rôle dévolu aux globules blancs.

La destruction des germes par les phagocytes commence très rapidement. Werigo, après avoir injecté des bacilles charbonneux dans les veines d'un lapin, constate que, quelques minutes seulement après l'injection, un grand nombre de bacilles sont déjà emprisonnés par les leucocytes ; après une demi-heure, il est presque impossible de trouver des bacilles libres dans le sang.

La phagocytose s'opère partout où les hasards de l'infection mettent en présence les germes infectieux et les globules blancs ; elle acquiert son activité maximum dans le sang, les

organes lymphoïdes, dans les espaces du tissu connectif où
évolue la lésion ; elle acquiert aussi son maximum chez les
animaux réfractaires. Cette phagocytose constitue un phénomène permanent et presque physiologique de la protection
des muqueuses respiratoire, génito-urinaire et surtout diges-
tive.

L'activité phagocytaire est proportionnelle aux nombres des
leucocytes opposés à une dose donnée de culture active, et
l'activité la plus grande réside dans les globules polynucléaires, car le sang, privé après filtration sur papier buvard
de ces éléments polynucléaires, a perdu presque tout son pouvoir bactéricide. La pullulation microbienne commence d'une
façon très active dans un sang ainsi filtré ; mais si l'on ajoute
du sang complet, elle est aussitôt arrêtée.

Pour Rodet, c'est sans doute à la pauvreté du sang en leucocytes qu'il faut attribuer l'accroissement de réceptivité qui
se remarque après toute spoliation sanguine considérable,
après une hémorragie sérieuse.

Les germes infectieux, avons-nous dit, sont détruits par les
phagocytes ; ceux-ci, par leurs mouvements amiboïdes, sai-
sissent, emprisonnent les germes, puis la destruction se fait
par digestion intracellulaire. Ce protoplasma du globule blanc
sécrète une diastase qui attaque et dissout le protoplasma du
microbe englobé et le désintègre. Si les bactéries sont trop
nombreuses ou trop résistantes, toutes ne sont pas emprison-
nées et digérées ; celles qui ont résisté se multiplient et enva-
hissent l'organisme. Certaines influences extérieures ou inté-
rieures peuvent amoindrir l'activité des cellules blanches du
sang et alors l'infection, impossible à l'état normal, peut
se produire ; ainsi la poule est naturellement réfractaire au
charbon ; si l'on refroidit cet oiseau en le plongeant dans l'eau,
l'influence du froid diminue l'activité amiboïde et microbicide
des leucocytes et l'infection se développe.

Ainsi donc, la défense de l'organisme utilise d'abord et surtout la phagocytose. La leucocytose observée au cours de la plupart des infections et la prolifération constatée dans les tissus générateurs de globules blancs attestent l'existence du molimen diapédétique, grâce auquel est assuré le renouvellement incessant des renforts phagocytaires. Tandis que s'accomplit l'arrivée des phagocytes dans les tissus envahis, les cellules fixes, de leur côté, quand l'intoxication microbienne n'est pas assez forte pour les tuer, réagissent en proliférant ; certaines d'entre elles, notamment les clasmatocytes, deviennent ainsi une source nouvelle de phagocytes.

De plus, les milieux, les plasmas interstitiels élaborés par les cellules peuvent être doués de propriétés défavorables à la vie des parasites (propriétés bactéricides). Tantôt ils possèdent ces propriétés antérieurement à l'infection, tantôt ils les acquièrent au cours de la lutte, par suite des modifications nutritives des éléments anatomiques. Les substances utiles ainsi formées dans les humeurs et qui agissent, moins peut-être en neutralisant les toxines qu'en stimulant la phagocytose, peuvent concourir, pour une part variable, à la sauvegarde de l'organisme.

La maladie infectieuse n'est donc, en somme, on le voit, que la lutte des microbes et des éléments anatomiques de l'organisme, et, parmi ceux-ci, ce sont les phagocytes qui jouent certainement le rôle primordial. Que les leucocytes soient en nombre suffisant, que leur activité ne soit pas amoindrie par quelque circonstance, et, victorieux, ils repousseront l'assaut des germes infectieux et la guérison sera ainsi un fait accompli.

Constamment, à tout instant de notre existence, les microbes déposés par l'air extérieur, les aliments, etc..., sur nos muqueuses respiratoires, digestives..., les germes qui pullulent sur notre peau, tendent, à la faveur de la plus petite déchi-

rure, de l'éraillure la plus fine, de pénétrer dans notre organisme, et, à chaque instant, les phagocytes, qui veillent,
repoussent cette invasion microbienne et empêchent les germes
de pénétrer plus avant et de se développer. Et cela est si vrai
que, dans une foule de maladies (diphtérie, méningite, pneumonie), on a montré que le nombre des globules blancs était
un élément important de diagnostic et de pronostic.

« A la fin des pneumonies, dit M. le professeur Carrieu,
« nous trouvons tantôt de très nombreux leucocytes dans le
« torrent circulatoire, tantôt, au contraire, de l'hypoleucocy-
« tose. Or, dans le premier cas, la maladie à une tendance
« naturelle vers la guérison ; dans le second, l'organisme
« affaibli ne paraît pas pouvoir faire seul et sans secours les
« frais de la résolution de l'exsudat alvéolaire. »

« Dans la pneumonie, dit Manquat, l'augmentation des glo-
« bules blancs, au cours de la maladie, annonce la guérison,
« tandis que la rareté des leucocytes doit faire porter un
« pronostic défavorable. »

Tout récemment (mars 1902), un auteur suédois, M.-K.-J.
Figenschau s'applique à déterminer la fréquence et la signification du phénomène de la leucocytose dans la pneumonie.
Ses recherches ont porté sur cinquante personnes atteintes de
cette maladie : quarante-deux présentaient de l'hyperleucocytose portant principalement sur les polynucléaires neutrophiles;
chez les huit autres, au contraire, la teneur du sang en globules blancs était égale ou même plus souvent inférieure à la
normale. Sur les quarante-deux malades du premier groupe,
six seulement ont succombé, tandis que, parmi les huit autres,
cinq sont morts ; il est donc évident que l'augmentation du
nombre des leucocytes est d'un pronostic favorable, et d'ailleurs, les six décès survenus chez les malades qui présentaient
de l'hyperleucocytose se sont produits dans des cas où la maladie était compliquée (alcoolisme, pneumonies doubles, etc...).

Dans la diphtérie, lorsqu'après une injection de sérum de Roux, le lendemain ou le surlendemain, on trouve une augmentation de leucocytes polynucléaires [plus de 60 pour 100] le pronostic est favorable, quels que soient le pouls, la température et l'état général [Besredka]. Si le chiffre des polynucléaires est inférieur à 50 pour 100 avec une température élevée, le pronostic est fatal.

La leucocytose nous apparaît donc comme un des moyens de défense les plus puissants contre l'infection microbienne : plus la maladie est grave ou plus l'organisme est vigoureux, et plus cette réaction est énergique ; mais si elle est trop faible, ou si les lésions sont trop profondes ou trop étendues, elle devient incapable de ramener l'équilibre physiologique.

De même encore, dans la bacillose, les recherches de M. le professeur Carrieu ont fait voir que la leucocytose est faible dans les cas de maladie à marche torpide, apyrétique ; au contraire, s'il y a une évolution aiguë, avec fièvre, avec envahissement rapide du parenchyme pulmonaire, il y a une hyperleucocytose manifeste.

Donc tout moyen que nous posséderons d'accroître le nombre des leucocytes ou d'exalter leur vitalité sera pour nous un excellent moyen de combattre l'infection microbienne, et, si cette infection a pu se faire, de la limiter, et d'aider à la victoire finale des phagocytes et de l'organisme, et d'amener la guérison.

« D'une façon générale, dit Manquat, le malade guérit « parce qu'il acquiert, du fait de la maladie, des moyens de « défense plus efficaces contre le microbe pathogène et, parmi « ces moyens, l'exaltation de la phagocytose et l'hyperleu- « cocytose doivent être placés au premier rang. »

Or, depuis plusieurs années déjà, on a remarqué que l'application d'un vésicatoire est suivie d'une véritable et artificielle hyperleucocytose. Liebreich avait entrevu ce

5

résultat en 1891 dans les communications qu'il faisait à l'Académie de Médecine de Berlin ; en 1893, Valvassori et Peroni ont montré que l'action du vésicatoire peut aller, dans certain cas, jusqu'à augmenter du double le nombre des globules blancs. Les recherches de Devoto, de Lucatillo et Antonini ont confirmé encore ces résultats, ainsi que celles de Maragliano (de Gênes).

En 1895, Winternitz a bien étudié les rapports qui existent entre toutes les irritations locales et la leucocytose, et il a démontré que le travail de néoformation n'a pas seulement pour siège toutes les voies lymphatiques, mais bien les vaisseaux sanguins eux-mêmes.

Dans la communication qu'il fit, en 1896, à la Société de thérapeutique, Ferrand invoque, en faveur du vésicatoire, cette néoformation d'éléments phagocytaires que provoque son application : « La cantharide, a dit Ferrand, crée une « néoformation de cellules jeunes, de cellules lymphatiques ; « elle provoque la levée en masse d'une nouvelle armée pha- « gocytaire, en même temps que l'accroissement du pouvoir « bactéricide des humeurs. »

Dans le rapport que Roux a présenté à l'Académie de Médecine (9 février 1897) sur les expériences de Maurel, il est dit que celui-ci a trouvé que le nombre des leucocytes du sang augmente dans les douze heures consécutives à la révulsion ou à la cautérisation ignée ; ils diminueraient ensuite jusqu'à descendre aux environs de leur chiffre normal. Vers le quatrième jour, une nouvelle invasion leucocytaire se produit, plus intense et plus efficace que la première.

Huchard, à l'Académie de Médecine, a cru trouver des armes contre le vésicatoire, agent d'hyperleucocytose, dans les expériences de Charrin ; or celui-ci n'apporte-t-il pas, au contraire, des arguments en faveur du révulsif cantharidé, quand il dit, après avoir parlé de l'augmentation des cellules

blanches obtenue par la révulsion : « Dans le service de Volk-
« mann, on avait déjà reconnu que le vésicatoire entraîne
« l'accumulation des cellules jusqu'au voisinage de l'os. Or
« qui dit concours de cellules est bien près de dire défense,
« c'est-à-dire phagocytose... »

D'ailleurs, habituellement, une plaie provoque un afflux
cellulaire, par suite la phagocytose, et ce mouvement s'étend
plus ou moins loin. C'est le même résultat que nous obtenons
par le vésicatoire qui crée non seulement une accumulation
leucocytaire au niveau du point révulsé, mais qui accroît le
nombre des éléments phagocytaires.

Cette affirmation fut d'abord combattue à la Société de
thérapeutique : Mathieu estime qu'il n'est pas prudent de
détourner ainsi de la région malade pour l'attirer à la peau,
cette phagocytose qui serait mieux à même de produire ses
effets *loco dolenti*. C'est l'objection que reproduit aussi
Le Gendre : Lorsqu'on combat par le vésicatoire une lésion
limitée, peu profonde, la phagocytose s'exerçant dans le voisinage de la lésion, au niveau de la peau par exemple, aura
assurément une conséquence heureuse ; mais pour la pneumonie, par exemple, l'application d'un emplâtre cantharidé ne
pourrait que détourner le processus phagocytaire du foyer
pulmonaire. Cette objection tombe d'elle même, puisque,
d'après les expériences des auteurs précités, ce n'est pas
seulement une accumulation des leucocytes sous la peau que
l'on obtient par l'application d'un vésicatoire ; il y a véritable-
ment création de nouveaux globules blancs et les moyens de
défense de l'organisme contre les microbes sont ainsi augmen-
tés. C'est ce que nous ferons voir dans l'exposé des observations que nous avons recueillies. Cette accumulation de
leucocytes au niveau du point où a été appliqué le vésicatoire
est vraie, et il ne peut en être autrement ; la richesse en
leucocytes de la sérosité de la phlyctène produite par la

vésication en est une preuve évidente : mais le nombre des cellules blanches sous-cutanées croît parallèlement à celui des leucocytes de la circulation générale et de l'abondance ou de la rareté des leucocytes de la sérosité de la phlyctène, nous pouvons, presque à coup sûr, conclure à l'abondance ou à la rareté des leucocytes totaux.

Pour Manquat, dire que le vésicatoire est un agent de renforcement de la défense de l'organisme parce qu'il provoque de l'hyperleucocytose est un argument sans valeur. Et il objecte d'abord que l'hyperleucocytose, si elle était réelle, ne voudrait pas dire que l'hyperphacocytose fût constituée. Il faut pousser bien loin l'amour de la contradiction pour produire des objections semblables. Il est admis, sans conteste, par tout le monde, que les leucocytes sont les principaux agents de défense de l'organisme menacé, que plus ils seront nombreux, plus la résistance sera efficace ; mais si l'augmentation des cellules blanches est provoquée par l'application d'un révulsif cantharidé, ces cellules seraient sans valeur ! Pourquoi ? A-t-on trouvé ces leucocytes de renfort différents des leucocytes ordinaires ? Dans leur forme, dans leur couleur, dans l'aspect de leurs noyaux, dans leur amiboïsme, dans quelqu'une de leurs propriétés ? Rien de semblable n'a été constaté, que nous sachions ; dès lors, pourquoi ces leucocytes néoformés seraient-ils inférieurs à leurs aînés ? Manquat lui-même admet, dans un autre chapitre « que le « malade guérit parce qu'il acquiert, du fait de la maladie, « des moyens de défense plus efficaces contre le microbe « pathogène et, parmi ces moyens, l'exaltation de la phago- « cytose et l'hyperleucocytose doivent être placées au pre- « mier rang. » Dès lors, il faut admettre que les leucocytes en surnombre, créés par la maladie, sont efficaces, mais que ceux dont la formation est provoquée par le vésicatoire ne le sont pas ! En quoi donc ces leucocytes de la révulsion cantharidée diffèrent-ils des autres ? »

« S'il y a réellement hyperleucocytose, dit encore Manquat,
« c'est au niveau des régions révulsées, ce qui permet de
« conclure que ce phénomène trouve sa raison d'être et sa
« nécessité dans la lésion créée et rien ne prouve son influence
« sur la lésion à distance.

« Chaque fois qu'il survient, en un point du corps, une irri-
« tation quelconque, il y a, en ce point, un apport de cel-
« lules lymphatiques, mais ces cellules ont un rôle à remplir
« qui est celui de concourir à la nutrition des organes. Dans
« le cas du vésicatoire, on peut ajouter: à la réparation du
« tissu lésé. »

Mais si cette objection est vraie, l'hyperleucocytose doit
être localisée au point révulsé et ne pas se rencontrer dans
des régions très distantes de ce point. Or c'est en prélevant
une goutte de sang au niveau de l'extrémité d'un doigt du
malade qui a reçu un vésicatoire que nous constatons, dans
ce sang, la présence d'un plus grand nombre de leucocytes ;
l'hyperleucocytose est donc générale, et, dans ce cas, on ne
s'explique pas pourquoi les leucocytes anciens luttent encore
contre l'infection du foyer pathologique, alors que les jeunes
se spécialisent uniquement à la réparation du tissu superfi-
ciel lésé par le vésicatoire.

La curieuse expérience faite par Bouley, à Alfort, et rap-
portée par Ferrand, nous permet de combattre cette opinion.
Bouley, frappé de voir que les sétons des chevaux, malgré
l'impossibilité où l'on se trouvait de les mettre à l'abri de
leur propre purulence et des impuretés du dehors, ne don-
naient cependant que bien rarement lieu à des accidents
septiques, Bouley eut l'idée de prendre, sur sa lancette, une
goutte de pus à la surface de la plaie d'un séton et de l'ino-
culer à la bête tout à côté du trajet de l'exutoire; et il ob-
serva ce qu'il avait prévu, c'est que l'injection provoqua une
réaction locale et des phénomènes d'infection générale. Et de

cette expérience si démonstrative, il concluait avec raison que le trajet du séton était muni d'un appareil de protection dont il ignorait le mécanisme.

Mieux renseignés aujourd'hui à ce sujet, nous pouvons comprendre comment cette sorte de corps muqueux qui double le calibre de l'exutoire et la leucocytose dont il est le siège, en pareil cas, expliquent cet intéressant mécanisme (Ferrand, Académie de Médecine, 22 février 1898).

Eh bien ! croit-on qu'en pareil cas ces leucocytes n'étaient là seulement que pour jouer un rôle de réparation et ne jouaient pas un rôle de protection efficace contre l'infection toujours menaçante ? Dès lors pourquoi les leucocytes n'auraient-ils, après l'application d'un vésicatoire, d'autre action que celle de réparer une plaie, en somme très superficielle, le plus souvent aseptiquement traitée et dont la guérison n'exige pas ainsi une mobilisation en masse des éléments défenseurs de l'organisme ?

La dernière objection de Manquat, pour être moins spécieuse que les précédentes, ne repose pas sur des bases beaucoup plus solides : « S'il était prouvé que le vésicatoire ren-« force la défense de l'organisme par une exaltation de la « phagocytose, ce même bénéfice pourrait être, évidemment, « obtenu à l'aide d'autres révulsifs tels que les applications « iodées, le cataplasme sinapisé, les pointes de feu, etc... »

Il est loin d'être prouvé, d'abord, que les applications iodées, le cataplasme sinapisé soient capables de provoquer une hyperleucocytose aussi considérable que celle donnée par le vésicatoire. Ces moyens sont évidemment, à ce point de vue, inférieurs aux pointes de feu, et celles-ci produisent une hyperleucocytose bien moindre que celle provoquée par la révulsion cantharidée. Seuls, peut-être, les abcès de dérivation préconisés par Fochier sont capables d'exalter, à un aussi haut degré, la phagocytose, mais, outre que ces abcès sont très douloureux, ne croit-on pas que, comme technique opératoire, comme dangers, comme soins consécutifs, la production de ces abcès n'est pas chose plus difficile que l'application d'un vésicatoire?

D'après les résultats obtenus par les auteurs que nous avons cités, nous sommes donc autorisé à conclure que le vésicatoire augmente le nombre des globules blancs et leurs propriétés phagocytaires. Les résultats que nous relatons dans nos observations appuieront nos affirmations d'une façon péremptoire. Avant de relater ces observations, il nous faut indiquer brièvement le manuel opératoire employé pour la numération des leucocytes.

CHAPITRE III

I

NUMÉRATION DES GLOBULES

La numération des globules blancs du sang est une opération un peu délicate parce qu'ils sont moins visibles que les globules rouges et souvent masqués par ceux-ci, beaucoup plus nombreux. Les procédés qui permettent de compter ces derniers dans le sang pur ne seraient que difficilement applicables aux leucocytes qui, trop rares, seraient masqués par les globules rouges. Il est préférable d'employer le procédé de Malassez et se servir du compte-globules à chambre humide graduée; parmi ces appareils, ceux construits par Vérick, à Paris, sont des meilleurs.

Ce compte-globules se compose de deux instruments principaux:

1° Le mélangeur Potain, destiné à faire des mélanges de sang et de sérum très exactement titrés et parfaitement homogènes. Il est gradué de telle sorte qu'il peut fournir des dilutions sanguines au cinquantième, au centième, au deux centième, au trois centième, au quatre centième et même au cinq centième, ce qui suffit aux divers besoins de la numération;

2° La chambre humide graduée de Malassez qui permet:

a) Le couvre-objet reposant sur des vis qu'on peut faire saillir plus ou moins au-dessus du porte-objet, d'obtenir des préparations microscopiques du mélange sanguin ayant juste une épaisseur voulue ;

b) Qui permet encore, le porte-objet présentant à sa surface un réseau micrométrique, de limiter avec précision des étendues déterminées de préparation et d'y compter facilement les globules, ce qui rend inutile l'emploi d'un microscope muni d'un oculaire gradué et réglé d'avance.

Les chambres humides sont réglées, d'ordinaire, soit pour donner des préparations de $\frac{1}{5}$, soit des préparations ayant $\frac{1}{10}$ de millimètre d'épaisseur.

Le réseau micrométrique est formé de rectangles ayant 1/5 de millimètre de haut sur 1/4 de millimètre de large. Il en résulte que, si l'épaisseur de la préparation est de 1/5 de millimètre, chacun d'eux limite un volume de mélange égal à 1/100 de millimètre cube. Ces rectangles sont au nombre de 100, disposés en dix rangées de 10.

On trouve encore dans la boîte du compte-globules les accessoires suivants :

1° Une lancette à curseur, qui sert à faire des piqûres de profondeur déterminée ; le curseur pouvant être fixé sur la lame à des hauteurs différentes, ne laisse saillir la pointe que de la quantité voulue ;

2° Un flacon pour contenir le liquide destiné à diluer le sang. Dans le cas de numération de leucocytes, on emploie une solution d'acide acétique (une partie d'acide pour trois cents parties d'eau) indiquée par Thoma et qui a la propriété de dissoudre les globules rouges ;

3° Un compresseur porte-lamelle, ayant pour but de faciliter le placement du couvre-objet sur les vis et de le maintenir appliqué sur elles. Il est fixé sur la lame porte-objet à l'aide d'une vis à pression, et l'on colle le couvre-objet à sa face inférieure avec un peu d'eau ;

4° Des couvre-objets de rechange. Il est, en effet, indispensable d'employer à cet usage des lamelles parfaitement planes et assez épaisses : aussi ne doit-on jamais se servir de verres minces ordinaires.

Mode d'emploi. — 1° *Mélange.* — Pour obtenir le sang, on pique, avec la lancette à curseur, à l'extrémité d'un doigt, de préférence la face dorsale, au voisinage de la racine de l'ongle. Il ne faut pas que le doigt soit œdématié ou couvert de sueur ; il ne faut pas non plus l'enserrer dans une ligature avant de faire la piqûre, toutes conditions qui modifieraient plus ou moins la composition du sang.

Si la piqûre est suffisante, on en fait sortir une grosse goutte de sang en pressant légèrement la pulpe du doigt. On y plonge aussitôt la pointe du mélangeur et, aspirant doucement par le tube en caoutchouc, on fait monter le sang dans la longue portion de l'appareil : on s'arrête quand le sang atteint la division 1.

La quantité de sang voulue étant prise, on essuie la pointe de l'instrument. Si l'on a dépassé le trait 1, on souffle très légèrement par le tube en caoutchouc, et on essuie le sang au fur et à mesure qu'il sort de la pointe ; souvent même, il suffit de passer simplement la pulpe du doigt sur cette pointe, pour faire baisser la colonne sanguine de la quantité nécessaire. Pour bien juger de l'affleurement, le mélangeur doit être placé perpendiculairement à la direction des rayons visuels.

On aspire ensuite le liquide à dilution de Thoma, et celui-ci, précédé par le sang, pénètre dans le réservoir et le remplit peu à peu. Le mélangeur doit être tenu vertical pendant tout le temps de l'opération, afin qu'il n'emprisonne pas de bulles d'air dans le réservoir. On s'arrête lorsque le mélange sanguin est arrivé dans le bout supérieur du mélangeur juste au niveau du trait marqué 101.

Il ne reste plus qu'à agiter le mélangeur en tous sens, pour que la petite boule placée à l'intérieur du réservoir brasse intimement le mélange et le rende homogène. Les globules rouges sont dissous par l'acide acétique ; les leucocytes gonflent.

2° *Préparation*. — Il faut d'abord s'assurer si le compresseur joue bien, et si, celui-ci une fois rabattu, la lamelle se trouve appliquée d'aplomb sur les vis. Si elle est bien d'aplomb, on ne doit pas entendre de choc entre elle et les vis, lorsqu'on la frappe doucement avec un corps ne faisant pas de bruit par lui-même, comme un morceau de papier roulé, par exemple.

Le mélange sanguin étant bien agité, on en fait sortir une certaine quantité du mélangeur en soufflant par le tube en caoutchouc. Les premières parties qui sortent doivent être rejetées, parce qu'étant restées dans le tube, elles n'ont pas pris part au mélange. Une gouttelette est alors déposée sur le porte-objet de la chambre humide, tout en l'agitant avec la pointe du mélangeur pour qu'elle conserve bien son homogénéité.

Sans perdre de temps, on rabat doucement le compresseur porte-lamelle sur les vis et sur la gouttelette. Celle-ci s'aplatit de la quantité voulue. Elle doit alors occuper la plus grande partie de l'aire du porte-objet et ne pas présenter de bulles d'air.

Si l'on craint que la préparation ne se dessèche, on dépose un peu d'eau ou de mélange sanguin le long des bords de la lamelle, en assez grande quantité pour que le liquide, s'infiltrant sous celle-ci, fasse le tour complet de la rainure : il n'y a pas à craindre qu'il vienne se mêler au mélange sanguin placé sur le porte-objet.

La chambre humide est alors portée sous un microscope dont le grossissement est assez fort pour qu'on puisse voir distinctement les globules, assez faible cependant pour que le champ microscopique embrasse au moins un rectangle tout entier et que l'objectif ne vienne pas presser contre le couvre-objet : c'est ce que donnent, avec un oculaire n° 2 de Vérick, les objectifs n° 3 ou n° 4.

La chambre humide doit être constamment maintenue dans un plan horizontal, sans quoi les globules se porteraient dans les parties déclives.

3° *Numération.* — On compte les globules successivement dans chaque rectangle. Si l'on s'est servi d'une chambre humide graduée au cinquième et si l'on a fait un mélange au centième, on se trouve, ayant compté les globules compris dans un rectangle, avoir analysé la dix-millième partie d'un millimètre cube de sang ; il faut donc pour avoir le nombre par millimètre cube, multiplier par 10 000 celui qui a été trouvé dans un des rectangles, c'est-à-dire qu'il suffit de lui ajouter quatre zéros. Les globules blancs étant, en général, peu nombreux, on ne se contente pas de compter les globules d'un rectangle, mais on les compte dans une rangée de 10 rectangles, dans les conditions susdites de réglage et de titre du mélange. Comme alors, on se trouve avoir numéré la millième partie d'un millimètre cube, on n'a plus qu'à ajouter trois zéros pour obtenir le nombre de leucocytes par millimètre cube de sang.

Si la chambre humide est graduée seulement au dixième, on compte, toutes choses étant égales d'ailleurs, les globules dans un nombre double de rectangles, dans deux rangées de dix avec un mélange au centième et on multplie toujours par 1000 la somme obtenue.

Il est indispensable de faire plusieurs de ces numérations et d'en prendre la moyenne.

Quant aux globules qui se trouvent à cheval sur les lignes du quadrillage, il est indispensable de se faire une règle de conduite invariable, si l'on ne veut pas risquer d'en oublier quelques-uns ou de compter les mêmes deux fois. On pourra, par exemple, ne compter comme faisant partie d'un carré que ceux occupant la ligne d'en haut et celle de droite, laissant de côté ceux qui sont situés sur les autres lignes et qui seront forcément comptés lorsqu'on fera la numération du carré sous-jacent et de celui situé à gauche. La même règle sera appliquée aux globules qui se trouvent sur les lignes frontières des rectangles.

II

OBSERVATIONS RECUEILLIES DANS LE SERVICE DE M. LE PROFESSEUR CARRIEU

Observation I

(SALLE COMBAL, N° 12)

Fr... (Auguste), journalier, quarante et un ans. Très éthylique. Entre le 14 janvier 1902, malade depuis trois jours. Point de côté et signes nets de fluxion de poitrine à droite. Le 18 janvier, la défervescence se fait mal, état cérébral vague, dépression marquée. Les signes stéthoscopiques ne font pas prévoir une résolution franche et prompte. On applique un vésicatoire de 8 × 10 sur le côté droit.

Le nombre des leucocytes avant l'application du vésicatoire.

est de 7000 ; le lendemain, ce chiffre s'est élevé à 13000 : il y a donc une hyperleucocytose manifeste.

A partir de ce moment, l'état général s'améliore, quoique lentement : le malade est surtout très affaibli, ce qui n'a rien d'étonnant chez un alcoolique. Mais les signes stéthoscopiques vont s'amendant et le malade sort guéri le 25 janvier.

Restitutio ad integrum.

Observation II

(SALLE COMBAL, Nº 8)

Pas..., garçon de café, trente-cinq ans. Entré le 19 mai 1902. Point de côté droit. Diagnostic : grippe pleurale. Le 24 mai, la défervescence se fait, mais le malade présente ensuite de grandes oscillations thermiques, il persiste encore quelques signes stéthoscopiques ; respiration soufflante, quelques râles crépitants, retentissement vocal. Le 27 mai, en présence de cet état traînant, on décide de mettre un vésicatoire de 6 × 10.

Le nombre des leucocytes, huit heures avant l'application du vésicatoire, le 29 mai, est de 4.000. Le 30 mai, cinq heures après l'enlèvement du topique, le chiffre est monté à 10.400.

On fait une nouvelle numération le 7 juin, c'est-à-dire huit jours après, et le nombre des globules blancs est encore de 9.200. La leucocytose s'est donc maintenue. Le malade sort guéri le 19 juin.

Observation III

(SALLE COMBAL, Nº 12)

Mi... (Marius), cinquante-trois ans, maçon.

Entré le 10 février, malade depuis plusieurs jours. Signes nets de fluxion de poitrine à droite. La température tombe le

12 février, mais le retour du poumon à l'état normal se fait mal : souffle expirateur; frottements pleuraux. On applique un vésicatoire le 20 février. Nombre de globules blancs quelques heures avant l'application : 5.600 ; le lendemain, 7.600. La marche de la maladie vers le mieux s'accentue et le malade sort guéri le 7 mars.

Observation IV

(SALLE COMBAL, N° 12)

Rou... (Auguste), trente-huit ans, journalier. Entré le 15 décembre 1901. Malade depuis environ une semaine. Signes de pleuro-pneumonie gauche d'origine grippale. Ethylisme. Le 19 décembre, on applique un vésicatoire, la résolution se faisant mal ; leucocytose avant l'application : 16.000, le lendemain, 20.000. Les signes stéthoscopiques diminuent, mais tout n'étant pas redevenu normal (quelques frottements, crépitants fins), un deuxième vésicatoire est appliqué le 30 décembre. Leucocytose avant : 13.000 ; le lendemain : 15.000 Sort le 4 janvier avec seulement une légère matité à la base gauche. Etat général bon.

Observation V

(SALLE MARTIN-TISSON, N° 12)

Bo.,., Léon, vingt-trois ans, entré le 10 décembre 1901. Premier séjour à l'hôpital, en 1900, pour rhumatisme articulaire aigu avec endocardite mitrale. Garçon robuste. Signes de pleurésie gauche avec épanchement. Le 28 décembre, les signes stéthoscopiques ont presqu'entièrement disparu, mais il persiste encore du souffle et un peu d'égophonie. On décide de mettre un vésicatoire ; application le 29 décembre au soir ; leucocytose neuf heures avant : 7.000 ; cinq heures après : 8.000. Mais la convalescence ne se fait pas. Les signes stéthoscopiques persistent à gauche : toujours du souffle et de l'égophonie ; l'état général reste bon, pas d'amaigrissement. Deuxième vés atoire le 9 janvier.

$$\text{Leucocytose} \begin{cases} \text{avant : 5.000} \\ \text{après : 7.000} \end{cases}$$

L'amélioration produite n'est que légère : la température tombe trois jours après.

On pratique une ponction le 30 janvier et on retire 1.400 centimètres cubes de liquide clair, citrin ; au microscope, lymphocytose pure. Mais la respiration reste obscure et il persiste des frottements fins au sommet gauche ; en bas, respiration soufflante, égophonie légère, chuchottement.

Deuxième ponction le 13 février. Quantité de liquide retiré : 1.375 centimètres cubes.

Le 20 février, persistance du souffle, de l'égophonie, nouveau vésicatoire.

$$\text{Leucocytose} \begin{cases} \text{avant : 6.600} \\ \text{après : 7.000} \end{cases}$$

Le 14 mars, un quatrième vésicatoire est appliqué, à cause de la persistance des signes d'épanchement.

$$\text{Leucocytose} \begin{cases} \text{avant : 5.200} \\ \text{après : 7.400} \end{cases}$$

L'épanchement diminue et se résorbe. Pas d'égophonie. Quelques frottements.

Part en convalescence le 21 mars.

Observation VI

Mé... (Marie), quarante-cinq ans. Domestique. Entrée le 27 décembre 1901. Hémoptysie le 25 décembre, signes nets d'induration pulmonaire gauche. Traitement de l'hémoptysie qui cesse le 2 janvier. Le 4 : sous-crépitants fins et nombreux au sommet gauche. Le 10 janvier, application d'un vésicatoire à ce sommet.

$$\text{Leucocytose} \begin{cases} \text{avant} : \ \ 8.000 \\ \text{après} : 12.000 \end{cases}$$

14 janvier : l'auscultation du sommet gauche révèle l'existence de sous-crépitants moins nombreux qu'avant l'application du vésicatoire.

La malade sort le 30 janvier ayant engraissé de deux kilogrammes ; l'appétit est meilleur, les signes stéthoscopiques sont en diminution.

Observation VII

Mar..., vingt-deux ans, entré le 24 janvier 1901. Fluxion de poitrine à gauche. La température tombe le 1er février, mais il persiste à gauche de la matité, expiration soufflante, obscurité respiratoire à la base. Application d'un vésicatoire le 4.

$$\text{Leucocytose} \begin{cases} \text{avant} : 11.000 \\ \text{après} : 13.500 \end{cases}$$

Les signes stéthoscopiques s'amendent. Guérison.

7

Observation VIII

(SALLE MARTIN-TISSON, N° 29)

Berg..., vingt-deux ans, entré le 26 décembre 1901. Pleuro-pneumonie grippale, à gauche. Splénisation. Evolution rapide; chute de la température le 29, mais les signes stéthoscopiques étant lents à disparaître, on applique un vésicatoire le 6 janvier.

$$\text{Leucocytose} \begin{cases} \text{avant : 6.000} \\ \text{après : 7.000} \end{cases}$$

Le mieux s'accentue. Guérison.

Nous résumons en quelques mots les autres observations.

Observation IX

(SALLE COMBAL, N° 1)

Bacillose pulmonaire. Application sur le thorax d'un vésicatoire laissé en place 10 heures.

$$\text{Leucocytose} \begin{cases} \text{24 heures avant : 7.000} \\ \text{5 heures après : 11.500} \end{cases}$$

Nombreux globules blancs dans la sérosité de la phlyctène.

Observation X

(SALLE COMBAL, N° 9)

Hystérie. Névrite éthylique. Application d'un vésicatoire sur la hanche, durée 10 heures.

$$\text{Leucocytose} \begin{cases} \text{24 heures avant : 5.200} \\ \text{5 heures après : 7.000} \end{cases}$$

Peu de leucocytes dans la sérosité de la phlyctène.

Observation XI

(SALLE COMBAL, N° 29)

Broncho-pneumonie chronique d'origine grippale. Vésicatoire sur le thorax.
Durée 10 heures.

Leucocytose $\left\{\begin{array}{l}\text{24 heures avant: 8.000} \\ \text{5 heures après : 11.600}\end{array}\right.$

Nombreux leucocytes dans la sérosité de la phlyctène.

Observation XII

(SALLE MARTIN-TISSON, N° 31)

Grippe et douleurs rhumatismales. Vésicatoire sur le thorax pendant 10 heures

Leucocytose $\left\{\begin{array}{l}\text{avant: 6.800} \\ \text{après : 8.100}\end{array}\right.$

Leucocytes assez nombreux dans la sérosité de la phlyctène.

Observation XIII

(SALLE COMBAL, N° 7)

Bacillose à forme broncho-pneumonique (addisonien). Vésicatoire sur le
thorax pendant 10 heures.

Leucocytose $\left\{\begin{array}{l}\text{24 heures avant: 13.000} \\ \text{5 heures après: 20.000}\end{array}\right.$

Nombreux globules blancs dans la sérosité.

Observation XIV

(SALLE COMBAL, N° 17)

Pleuro-pneumonie en déclin. Vésicatoire sur le thorax pendant 10 heures.

Leucocytose $\left\{\begin{array}{l}\text{24 heures avant: 16.000} \\ \text{5 heures après: 17.000}\end{array}\right.$

Nombreuses cellules blanches dans la sérosité.

Observation XV

(SALLE MARTIN-TISSON, N° 25)

Pleuro-pneumonie en déclin. Résolution de la pneumonie ; persistance de la pleurésie. Vésicatoire sur la paroi thoracique pendant 10 heures.

$$\text{Leucocytose} \begin{cases} 24 \text{ heures avant} : 12.000 \\ 5 \text{ heures après} : 13.500 \end{cases}$$

Nombreux globules blancs dans la sérosité de la phlyctène.

Observation XVI

(SALLE BICHAT, N° 14)

Bacillose pulmonaire. Vésicatoire sur le thorax

$$\text{Leucocytose} \begin{cases} \text{Avant} : \ \ 9.000 \\ \text{Après} : 11.000 \end{cases}$$

Observation XVII

(SALLE MARTIN-TISSON, N° 28)

Broncho-pleurite. Vésicatoire sur le thorax

$$\text{Leucocytose} \begin{cases} \text{Avant} : 13.200 \\ \text{Après} : 16.000 \end{cases}$$

Nombreux leucocytes dans la sérosité de la phlyctène.

Observation XVIII

(SALLE MARTIN-TISSON, N° 30)

Entré le 1er avril. Pleurésie séro-fibrineuse interlobaire. Le 15 avril, thoracenthèse qui permet d'évacuer 1,200 grammes de liquide séro-fibrineux avec lymphocytes très abondants. Pendant l'opération, sensation de déchirure, angoisse vive. L'état général et l'état local s'améliorent peu. Le 4 juin, vésicatoire sur le thorax.

| Leucocytose | 9 heures avant : 4.000 |
| | 5 heures après : 5.200 |

La numération recommencée le 6 juin, deux jours après, donne le même nombre de 5,200. Amélioration de l'état général et de l'état local. Le malade part en convalescence le 26 juin.

Comme on le voit, d'après nos observations, l'augmentation de la leucocytose est constante après l'application d'un vésicatoire. Tantôt elle n'est pas très marquée, il est vrai : dans l'observation V, où quatre vésicatoires ont été successivement appliqués, nous ne trouvons guère qu'une augmentation moyenne de 1,400 globules blancs par millimètre cube de sang, après chaque vésicatoire; aussi la maladie, une pleurésie, a-t-elle traîné en longueur pendant près de quatre mois, la réaction contre l'infection se faisant mal, bien que le patient fût un sujet très robuste. Mais on remarquera que, dans cette observation aussi, deux thoracenthèses pratiquées à quinze jours d'intervalle et qui ont permis de retirer la première 1,400 centimètres cubes, la deuxième, 1,375 centimètres cubes de liquide, n'ont pas amené la résorption complète de l'épanchement. La marche vers la guérison ne s'est-elle pas justement accélérée au moment où nous avons, précisément, à la suite de l'application du quatrième vésicatoire, obtenu l'hyperleucocytose la plus marquée, puisque l'augmentation du nombre des cellules blanches fut alors de 2,200 par millimètre cube.

Dans bien d'autres observations (VIII, XII, XIV, XVIII), le renfort n'a guère été constitué que par 1,000 ou 1,200 leucocytes nouveaux par millimètre cube, et cependant nous avons eu une amélioration manifeste dans l'état des malades; en tous cas, nous avions sûrement augmenté leurs moyens de défense.

Dans d'autres observations, au contraire (I, II, IV, VI, IX, XI, XIII, XVII), l'hyperleucocytose a été très manifeste, atteignant une augmentation de 6,000 leucocytes dans l'observation I, de 6,400 dans l'observation II, de 7,000 enfin dans l'observation XIII.

Ainsi donc l'hyperleucocytose est *toujours provoquée* : elle est plus ou moins marquée selon les sujets, mais elle ne manque jamais. Et cette hyperleucocytose est durable : ainsi dans l'observation II, l'application d'un vésicatoire fait monter le nombre des leucocytes de 4,000 à 10,400 : la numération faite 8 jours après nous donne encore comme chiffre des globules blancs celui de 9,200, supérieur par conséquent de 5,200 encore au chiffre primitif.

Dans l'observation XVIII, si l'augmentation provoquée par la révulsion cantharidée est assez faible : 1,200, elle se maintient à ce chiffre et nous la retrouvons deux jours après, à une numération nouvelle.

L'hyperleucocytose est constante ; elle est durable. Il nous est difficile d'expliquer les différences que l'on trouve dans l'augmentation que l'on obtient : pourquoi est-elle plus marquée chez certains sujets, pourquoi est-elle très forte chez d'autres ? Y a-t-il là une question de choix du moment de l'application du vésicatoire, une question d'idiosyncrasie individuelle ?

Chaque malade réagit contre les infections d'une façon différente, et la thérapeutique nous montre, chaque jour, combien les prédispositions individuelles jouent un rôle considérable dans l'action des médicaments sur les différents organismes : peut-être en est-il de même pour l'action du révulsif cantharidé. De nouvelles recherches pourraient sans doute faire trouver la solution de ce problème.

Nous ne voulons retenir que le fait de l'hyperleucocytose constante et durable obtenue avec le vésicatoire. Qui dit hyperleucocytose peut dire augmentation des moyens de défense de l'organisme, puisque, de l'aveu de tous, la cellule blanche est le principal et le plus redoutable ennemi des germes infectieux qui tentent de pénétrer ou qui ont pénétré dans notre organisme. Eh bien ! si le vésicatoire est capable d'exalter un tel moyen de défense, nous ne croyons pas qu'il soit « destiné à disparaître comme devraient disparaître toutes « les médications surannées qui encombrent notre vieille phar- « macopée. » La tradition a encore eu raison une fois de l'argumentation tirée de doctrines qui reposent sur des hypo- thèses ou des théories plus ou moins étayées, plus ou moins durables ; et les doctrines pastoriennes, les mieux établies puisqu'elles s'appuient sur des faits, les doctrines pastoriennes devant lesquelles tout le monde s'incline, viennent fournir une preuve nouvelle de l'efficacité du vésicatoire, au lieu de précipiter sa décadence et d'amener son abandon complet. Quand des savants, comme ceux du siècle dernier, ébranlés par les théories qui alors régnaient en maîtresses, étaient à la veille de proscrire le révulsif cantharidé ; quand Grisolle, par exemple, hésitait à renoncer au vésicatoire et le prescrivait encore parce que « une pratique si universellement acceptée « doit avoir quelque raison d'être », n'avait-il pas raison de ne pas vouloir renoncer à l'expérience de plusieurs siècles et à la sienne propre sans doute aussi, qui lui faisaient voir que, dans bien des cas, l'application d'un révulsif cantharidé donne les plus heureux résultats ? Ne sentait-il pas qu'il était impossible de rayer de la pharmacopée un médicament en qui nos pères avaient eu tant de confiance ? Les théories micro- biennes lui auraient fait voir qu'il avait raison de ne pas condamner complètement le vésicatoire, comme elles nous expliquent aussi les résultats obtenus par l'application du révulsif cantharidé et la confiance qu'il inspire à tant de savants et de cliniciens, le plus grand nombre, malgré les quelques détracteurs acharnés à sa perte.

Quand, à l'Académie de Médecine, Hervieux, au nom de vingt-trois années d'observation, vient protester contre le discrédit dans lequel on veut faire tomber le vésicatoire, quand il cite les cas nombreux de malades qui « atteintes de périto-« nite, quelques jours après l'accouchement et soumises à « l'action répétée des vésicatoires volants, avaient pu, contre « toute attente, récupérer complètement la santé », n'est-ce pas à l'exaltation de la phagocytose obtenue par cette série de vésicatoires qu'il faut attribuer ces succès que ne pouvaient amener ni le collodion, ni la glace, ni les onctions mercurielles ? N'est-ce pas par l'augmentation de la phagocytose que l'on peut expliquer les succès innombrables qui ont été obtenus dans tant de maladies, surtout les maladies infectieuses par l'action d'un vésicatoire judicieusement appliqué ? N'est-ce pas par l'augmentation de la phagocytose que l'on peut expliquer l'action bienfaisante du vésicatoire dans les affections chirurgicales telles que les hydarthroses, les engorgements articulaires, les engorgements inflammatoires chroniques de la mamelle, du corps thyroïde, des ovaires, des ganglions lymphatiques, etc... L'afflux local de leucocytes, l'augmentation de leur nombre total dans l'organisme semble devoir être une condition très favorable pour la résorption d'épanchements. Comme l'a signalé Panas, le vésicatoire a rendu de signalés services en chirurgie et en ophtalmologie et « ce serait douter de l'évidence que de vouloir les nier », et il ajoute plus loin « dans les données actuelles de la « science, la révulsion nous apparaît comme un foyer de « phlogose de voisinage qui, faisant appel aux microbes, « aux toxines et aux phagocytes, débarrasse d'autant l'organe « malade, lequel en est la proie. »

Les malades eux-mêmes, bien des fois, instruits par une première expérience, réclament l'application nouvelle d'un vésicatoire comme le moyen le plus propre à les soulager.

Que l'on fasse la part de la mode et de l'engouement populaire pour la première application, nous voulons bien le concéder, mais quand un patient réclame avec insistance que l'on fasse une nouvelle application d'une médication qui, en elle-même n'a rien d'agréable, il est impossible de nier que cette première application ne lui a pas fait connaître le moyen le plus propre à l'améliorer.

La *vox populi*, comme l'accord de la majorité des savants et surtout des cliniciens, nous proclament l'utilité du vésicatoire ; les théories nouvelles par l'hyperleucocytose et l'hyperphagocytose que provoque ce moyen de révulsion nous montrent le pourquoi de cet assentiment général.

L'action favorable du vésicatoire ne peut s'expliquer autrement que par cette influence eutrophique qui réveille et enrichit si heureusement l'activité nutritive du malade. Ce mode d'action du vésicatoire nous permet d'ajouter que l'on aurait grand tort de se priver de ce moyen d'intervention dans toutes les infections. Cette proscription, à vrai dire, serait une condamnation absolue, car, quelle est aujourd'hui la maladie dans laquelle l'infection n'ait pas sa part ? Eh bien ! l'action du vésicatoire sur la leucocytose nous permet de comprendre comment il peut rendre de grands services, même, nous allions dire surtout, dans les maladies infectieuses, non pas sans doute dans ces cas où l'organisme, fléchissant de partout sous le poids du toxique, n'est plus capable d'aucune résistance, non pas dans ce que nous appellerons la cachexie infectieuse, mais bien dans tous les cas où l'armée phagocytaire est encore capable d'entrer en ligne et de lutter contre l'ennemi, et de lutter avec d'autant plus d'avantages que le vésicatoire viendra lui fournir des troupes fraîches et de nouveaux renforts (Ferrand, Académie de Médecine).

8

III

MODES D'APPLICATION DU VÉSICATOIRE. — CONTRE-INDI-
CATIONS ET PRINCIPALES INDICATIONS

La science moderne justifie donc, dans une large mesure,
la pratique que nos devanciers fondaient uniquement sur
leurs patientes observations cliniques. Nous ne voulons pas
dire, certes, que le vésicatoire doit être prescrit et appliqué
dans tous les cas, sans discernement, ni jugement, mais
nous avons voulu montrer par ce long plaidoyer, que le vésicatoire peut, s'il est appliqué au moment opportun, produire
des effets remarquablement favorables dans bon nombre de
maladies. L'expérience des siècles passés doit compter encore
devant les horizons si étendus ouverts à la thérapeutique, et
les leçons de nos maîtres seront le meilleur guide qui doit
nous diriger dans le choix des médicaments et le moment
de leur emploi. En quelques mots, nous voulons résumer,
d'après ces leçons, les modes de préparation, d'application
et les indications du révulsif cantharidé.

La dernière édition du *Codex français* fait préparer ainsi
le vésicatoire cantharidien :

Cire jaune. . . . . 250 grammes
Poix noire. 250   —
Colophane 250   —

Faites fondre à feu nu, passez à travers une toile, ajoutez
à la masse un peu refroidie :

Huile d'olive. . . . . 20 grammes
Glycérine 40   —
Térébenthine de mélèze . . 40   —

Et enfin, en remuant continuellement :

Cantharides en poudre demi-fine . 400 grammes.

Mettez le tout au bain-marie pendant une demi-heure environ, puis étendez cette masse emplastique soit au couteau, soit au sparadrapier sur des bandes de toile cirée.

On obtient ainsi l'emplâtre vésicant ordinaire que l'on applique sur la région du corps indiquée : la partie sur laquelle on le place doit être propre, rasée si elle est recouverte de poils ou de cheveux. Il faut donc, pour bien appliquer un vésicatoire :

1° L'appliquer aseptiquement ;

2° L'enlever dès que la phlyctène est formée ;

3° Le panser aseptiquement.

On n'emploie plus guère le vésicatoire permanent qui était destiné à déterminer une irritation continue et suppurer un temps plus ou moins long. Le plus employé est le vésicatoire volant qui ne doit pas suppurer ; aussi dès que la vésication est produite, favorise-t-on la cicatrisation de la plaie.

On devra se rappeler que la vésication est beaucoup plus rapide chez l'enfant que chez l'adulte ; chez ce dernier, il ne faut pas moins de six ou huit heures pour que l'action soit complète, tandis que chez l'enfant l'effet est produit en quatre heures et même en deux heures. Il faut donc avoir chez lui beaucoup de précautions et de surveillance.

La phlyctène étant produite, on évacuera la sérosité soit en perçant l'ampoule à sa partie déclive, soit en enlevant l'épiderme brusquement. On n'emploie guère cette méthode que pour tirer un malade comateux de l'état où il se trouve, car elle est fort douloureuse. La première façon de procéder est la plus courante ; après avoir évacué la phlyctène, on panse le vésicatoire aseptiquement.

Voici le mode d'application sur le thorax que nous avons vu employer dans le service de M. le professeur Carrieu :

La région du corps où doit être appliqué le vésicatoire est lavée au savon, puis au sublimé.

Le vésicatoire, saupoudré de camphre et arrosé d'huile camphrée, est recouvert d'une feuille de papier de soie, puis appliqué sur la région aseptisée. Il est maintenu en place par deux bandelettes de diachylon en croix, puis recouvert d'une couche d'ouate et d'un bandage de corps.

Généralement on le place le soir vers sept ou huit heures et on l'enlève le lendemain matin vers cinq ou six heures, soit après une application de huit à dix heures.

Après l'enlèvement, on fend la cloche d'un coup de ciseau aseptique pour faire écouler la sérosité, puis on la recouvre de vaseline boriquée, d'une compresse, d'une couche d'ouate et d'un bandage de corps.

Il n'y a jamais eu d'accident.

Dans le service de M. le professeur Grasset, on fait, comme dans celui de M. Carrieu, un emploi fréquent du vésicatoire. Il n'y a d'ailleurs qu'à parcourir le livre des « Consultations médicales » (1902) pour voir combien ce maître est partisan du topique cantharidé, bien entendu, dans les cas où il est indiqué et sauf contre-indication par insuffisance rénale, par exemple.

Assistant à une clinique de M. Grasset, nous avons entendu ce professeur prescrire, dans un cas de pneumonie avec reliquat, un vésicatoire de 10×14 qu'on laisserait en place cinq ou six heures, qu'on enlèverait quand la peau serait frisée et *qu'on remplacerait par un cataplasme de farine de lin qui achèverait de soulever l'épiderme*, ce qui demanderait environ deux heures.

Comme chez M. Carrieu, on recouvre le vésicatoire d'un papier pour empêcher la cantharide de se coller à la peau et d'être absorbée.

Au cours d'une clinique, M. Carrieu, à propos d'une pleuro-

broncho-pneumonie, nous parle à peu près dans ces termes :

« Le vésicatoire excite ; tant qu'il y a de la fièvre, il ne faut
« pas de vésicatoire. Il n'agit pas sur l'exsudat pleurétique.
« Peut-il agir sur le magma fibrineux de la pneunomie? Oui.
« Nous allons dilater les capillaires sanguins pulmonaires, le
« torrent circulatoire plus actif entraînera le caillot. En outre,
« une sortie de phagocytes va se faire et l'action phago-
« cytaire aidera à l'absorption : *occasio fugitiva ;* c'est de
« cet aphorisme qu'il faut s'inspirer pour appliquer le vésica-
« toire. Matité, diminution des vibrations, souffle : c'est le
« moment d'agir. On appliquera un vésicatoire de 8 ×10 sur
« lequel on répandra cinquante centigrammes d'orthoforme,
« antiseptique et anesthésique, on lavera préalablement la
« peau à l'alcool et à l'éther. On laissera le vésicatoire cinq
« à six heures. »

Ainsi, bien appliqué, laissé en place le temps nécessaire
pour la formatien de la phlyctène et pansé aseptiquement, le
vésicatoire ne donne lieu à un aucun accident.

Dans sa thèse, le docteur Lacomme reconnaît que, dans le
département du Rhône, celui de France où l'on fait une des
plus grandes consommations de vésicatoires, où les paysans
se l'appliquent à tout propos et, cela va sans dire, sans précautions antiseptiques, les accidents cantharidiens atteignent
à peine $\frac{1}{20}$ et ce sont des accidents légers, dont le malade ne
s'aperçoit même pas, tels que la présence d'un peu d'albumine
dans l'urine, que l'on trouve parce qu'on la recherche.

Néanmoins, nous avons vu, en mai 1901, dans le service de
M. le professeur Estor, un jeune garçon atteint d'un adéno-
phlegmon sous-pectoral dont la porte d'entrée du microbe
pathogène était la plaie d'un vésicatoire appliqué sur le bras,
sans précautions, par les parents de l'enfant. Nous ne sau-
rions donc trop recommander l'observation des règles anti-

septiques appliquées dans les services de MM. les professeurs Grasset et Carrieu.

Carcanague (thèse de Paris, 1898) propose de remplacer les emplâtres vésicants par l'usage de la cantharidine pure. Celle-ci est dissoute dans l'huile, ou mieux dans la benzine, le collodion, l'alcool, le chloroforme pour ceux qui craignent la douleur, l'éther, etc... On badigeonne, à la façon de la teinture d'iode, les parties sur lesquelles on veut produire la vésication. On peut obtenir, avec une solution qu'il est facile de doser, tous les effets désirables, depuis l'irritation légère de la peau jusqu'à sa vésication la plus intense; une solution de 3 milligrammes de cantharidine dans 10 grammes de liquide approprié suffit, généralement, à produire la vésication sur une aire de 10 centimètres carrés. La plaie, que l'on peut faire partout avec cette solution, dans les creux comme sur les saillies, est toujours propre. Elle n'a plus d'odeur, et son action sur l'économie est plus faible, presque nulle, puisque la cantharidine n'est pas soluble dans la sérosité de l'ampoule formée. S'il en passe, c'est une quantité minime qui augmente l'émission de l'urine sans irriter le rein: « Nous « nous servons journellement de la cantharidine, ajoute le « docteur Carcanague ; nous l'avons employée sur des gout- « teux, sur des sujets aux reins depuis longtemps malades, « chez des femmes ou des enfants qui paraissaient ne pas « devoir supporter le vésicatoire ordinaire. Ils n'ont éprouvé, « avec la cantharidine, aucun fâcheux effet, la vésication se « fait toujours dans de bonnes conditions, et les effets « locaux ou généraux produits sont toujours satisfaisants ».

M. le professeur Hayem donne, dans ses *Leçons de thérapeutique*, la formule d'un collodion vésicant qui est un produit très actif :

Cantharidine. . . . . 0 gr. 05

Collodion . . . . . . 20 grammes

Le professeur Cornil, à l'Académie de Médecine, propose de remplacer le vésicatoire par une injection sous-cutanée d'une quantité bien dosée de cantharidine. La congestion vasculaire, la leucocytose, la diapédèse des globules blancs et du sérum, la ventilation pulmonaire seraient obtenues d'une façon aussi complète, et sans que l'on eût à craindre les accidents dus à l'application sur la peau de l'emplâtre cantharidé.

Nous ne savons si ce moyen a été appliqué chez l'homme, en clinique, mais nous estimons qu'un vésicatoire bien appliqué et bien pansé produit si exceptionnellement des accidents que, renoncer à son emploi, serait perdre toute confiance en les ressources actuelles de l'asepsie et de l'antisepsie.

Ces accidents sont exceptionnels, sans doute, mais il faut tenir compte de cette éventualité possible pour ne pas appliquer à l'aveuglette le vésicatoire et savoir faire la part de ses contre-indications. Le vésicatoire peut amener certains accidents généraux (urémie) ou locaux (gangrène, diphtérie, lymphangite, érysipèle, etc...). Nous ne l'emploierons pas, dès lors, dans les cas où l'appareil génito-urinaire du sujet aura antérieurement été touché d'une façon sérieuse, dans les cas où nous pourrons craindre de voir se développer de l'urémie chez les saturnins, par exemple. Il faudra toujours, avant d'employer le vésicatoire, analyser l'urine, savoir s'il existe de l'albumine ou du sucre, examiner aussi l'état des vaisseaux. On ne saurait oublier que, chez les personnes atteintes de néphrites chroniques, les lésions d'un organe vicariant du rein, comme la peau, peuvent amener une crise fatale, et l'amèneront plus facilement encore si, par des négligences qu'il faut malheureusement toujours prévoir, il vient s'ajouter à l'action de ces lésions cutanées, celles d'une certaine quantité de cantharidine pénétrant dans l'organisme.

Il faudra renoncer également au vésicatoire dans toutes les

affections qui donnent lieu à des complications de plaies, soit
par l'extrême contagiosité de leur germe, soit par la profonde
déchéance organique dans laquelle elles plongent le sujet.
Parmi ces dernières, on peut se contenter de citer : les ca-
chexies avancées, la sclérose générale, le diabète, la diphtérie,
l'érysipèle. Et encore, dans ces deux dernières infections,
une minutieuse antisepsie pourrait-elle mettre à l'abri des
accidents possibles.

On se contentera aussi, dans le même ordre d'idées, de
n'employer le vésicatoire qu'avec prudence chez les enfants,
les femmes délicates, les vieillards. Les enfants ont la peau
d'une fragilité extrême et leur système nerveux n'est pas capable de réactions bien vives ; il en est de même chez beaucoup de femmes ; chez les vieillards, au contraire, la nutrition
de la peau est souvent défectueuse, leur système nerveux réagit mal, aussi, chez ces malades, faut-il user de précautions
plus grandes, n'employer que des emplâtres d'une surface peu
considérable, ne les laisser en place que deux heures sur les
enfants au-dessous de cinq ans, quatre heures chez les enfants plus âgés, s'entourer de toutes les précautions asepti-
ques pour éviter tout accident local. D'ailleurs, ceux-ci sont
toujours évitables. Comme le dit M. le professeur Carrieu, les
accidents locaux ne dépendent pas de celui qui prescrit le vésicatoire, mais de celui qui l'applique.

Nous devons envisager maintenant quelles sont les indications du vésicatoire dans les diverses maladies. Nous connais-
sons les effets du vésicatoire et, parmi ceux-ci, l'un des plus
importants est l'hyperleucocytose qu'il provoque. La connais-
sance de ces résultats physiologiques nous permettra d'en
poser les indications d'une façon plus précise et réellement
scientifique. Il faut d'abord être fixé sur la formule leucocytaire de chaque maladie. Si nous prenons, par exemple, la
bacillose, nous voyons que si elle est torpide, apyrétique, la

leucocytose est faible. Au contraire, si l'évolution est aiguë, fébrile, avec envahissement rapide du parenchyme pulmonaire, il y a hyperleucocytose.

De même pour la pneumonie. Au début, les leucocytes extravasés dans les alvéoles pulmonaires sont peu nombreux dans le torrent circulatoire ; mais lorsque cet exsudat se résorbe spontanément, la leucocytose générale est plus considérable ; si l'organisme ne peut faire les frais de cette résorption, la leucocytose générale est faible. Les recherches de Figenschau, que nous avons rapportées plus haut, confirment entièrement notre affirmation.

Donc, connaissant les effets du vésicatoire et la signification d'un plus ou moins grand nombre de leucocytes circulant dans le sang, nous dirons que le vésicatoire est indiqué chaque fois que la leucocytose physiologique affaiblie ne peut plus fournir de phagocytes pour s'opposer à l'infection de l'organisme, ou pour fournir des éléments de résorption aux cadavres de cellules qui encombrent certains points de l'économie. Le vésicatoire trouve donc son indication dans tous les cas d'inflammation où la résolution rapide n'a pu se faire et passe à la chronicité ; ces cas sont nombreux.

AFFECTIONS DE L'APPAREIL RESPIRATOIRE

Pneumonie. — La plupart des auteurs sont partisans du vésicatoire dans la pneumonie, surtout dans la pneumonie au déclin.

Grisolle, qui hésitait d'abord à prescrire le vésicatoire dans la pneumonie, le prescrivait plus tard à la période de résolution.

« Si dans la période de résolution, dit Jaccoud, il y a de
« l'encombrement pulmonaire, on aide l'élimination par l'ap-
« plication des vésicatoires. »

Bouchut et Desprès disent de même : « Un vésicatoire sur

9

« le devant du thorax, un autre, au bout de deux jours, plus
« en dehors, sur le côté malade, sont fort utiles ; ils sont d'au-
« tant plus nécessaires que les sujets sont plus délicats. »

Laveran et Teissier disent : « Bien que les vésicatoires
« aient été regardés par certains médecins comme inutiles,
« ils sont cependant de précieux adjuvants pour hâter le tra-
« vail de résorption et d'élimination. »

De même Peter préconise le vésicatoire.

J. Simon, le célèbre médecin des enfants, emploie le vésicatoire et le recommande dans les pneumonies franches.

Talamon, Delpeuch, Sallard prônent de même l'emplâtre
cantharidé.

Dans les *Consultations médicales* de Grasset, nous lisons,
à l'article « pneumonie aiguë, à résolution lente ou incom-
plète », qu'il faut, « à la chute de la fièvre, appliquer sur la
région malade un vésicatoire de 8 sur 10 centimètres, fortement camphré et recouvert d'un papier de soie huilé ».

Le vésicatoire est recommandé par le même auteur dans le
cas de pneumonie asthénique « sans attendre le septième ou
le neuvième jour », chez les alcooliques, les débilités, dans le
cas de pneumonie très grave avec hypotension artérielle et
cardioplégie.

Manquat lui-même, l'ennemi déclaré du vésicatoire, veut
bien admettre que « dans quelques cas particuliers de résolution traînante, il est possible que le vésicatoire ait une certaine utilité. »

Nous sommes d'accord avec tous ces auteurs pour prescrire aussi le vésicatoire dans ces cas de résolution traînante,
de réaction qui se fait mal. Dans ces cas, la leucocytose normale a baissé, la phagocytose ne peut plus suffire pour amener
la résorption des exsudats alvéolaires, aussi le vésicatoire
vient-il accroître les moyens de défense de l'organisme en
favorisant la multiplication des leucocytes. « Dans la pneumo-

« nie, dit M. le professeur Carrieu, dans une de ses cliniques
« orales, alors que la leucocytose normale a baissé, l'organisme
« semble ne plus pouvoir faire spontanément les frais de
« nouveaux phagocytes. Si alors nous appliquons un vésica-
« toire, nous voyons la leucocytose générale augmenter rapi-
« dement et parallèlement se produisent la résorption et la
« résolution de la maladie. » Chez les débilités, les asthéni-
ques, nous emploierons le vésicatoire plus tôt, comme le
conseille Grasset, pour augmenter, en favorisant la leucocytose, les moyens de réaction que possède l'organisme contre
l'envahissement des germes infectieux.

N'oublions pas que le vésicatoire agira bien aussi contre
l'élément douleur, ce qui n'est pas sans importance.

Pleurésie. — Beaucoup de cliniciens sont partisans, dans
la pleurésie, de la révulsion cantharidée.

Peter s'exprime ainsi dans ses *Cliniques* : « Dans la
« pleurésie aiguë, franche, a *frigore*, chez un adulte robuste
« et jusque-là bien portant, à la période initiale, on peut em-
« pêcher ou entraver l'épanchement. »

De même Jaccoud, Laveran et Teissier, Bouchut et Desprès, Bouillaud sont partisans de la vésication dans les pleu-
résies : « Que de fois, écrit ce dernier, j'ai vu, sous l'influence
« d'un vésicatoire, un épanchement pleurétique diminuer ou
« disparaître dans un espace de temps de vingt-quatre heures
« ou en trois ou quatre jours. »

Comby constate que « dans la pleurésie, le vésicatoire
agit bien contre la douleur et plus tard lorsque l'épanchement
est formé. »

Le professeur Grasset, dans ses *Consultations médicales*,
écrit : « Vers le septième jour, si l'épanchement n'est pas en
« voie de résolution, appliquer sur le thorax, successivement

« derrière et devant (pas dans la région verticale de l'aisselle)
« un large vésicatoire fortement camphré et recouvert d'un
« papier de soie huilé. »

Nous faisons de même : il est évident que la pleurésie est
une inflammation parvenue à la période subaiguë et d'exsu-
dation et nous retrouvons là les mêmes indications que dans
la deuxième phase de la pneumonie : l'accroissement du nombre des leucocytes, l'exaltation de leurs propriétés phagocytaires pourra beaucoup pour hâter la résolution d'un épanchement qui traîne. La stimulation de la circulation locale
et générale, l'évacuation par dérivation des liquides d'œdème
qui engorgent les espaces lymphatiques et les interstices des
éléments cellulaires, augmentent encore cette action favorable
de l'afflux des leucocytes. L'effet général utile du vésicatoire
est prouvé par ces décharges urinaires qu'amène leur application dans la plupart des cas ; il peut y avoir là une conséquence de l'action diurétique de la cantharide, action diurétique dont Lancereaux a cité des cas typiques à la tribune de
l'Académie de Médecine.

Tuberculose. — C'est également à cette tribune que Daremberg a, d'une façon magistrale, tracé les indications et les
contre-indications du vésicatoire chez les bacillaires : « Les
« vésicatoires, dit-il, n'agissent que chez les bons tuberculeux,
« chez les tuberculeux résistants. Il faut donc les éviter chez
« les tuberculeux arrivés à la dernière période de leur maladie,
« en n'oubliant pas que, dans un tiers des cas environ, les
« phtisiques commencent leur maladie par la dernière période,
« c'est-à-dire qu'ils sont irrémédiablement condamnés, quoi
« qu'on fasse. Dès que les premiers symptômes du mal se
« manifestent ostensiblement, l'infection a déjà sidéré le ma-
« lade, qui ne tolère aucune médication. Les médicaments

« internes l'intoxiquent, les révulsifs augmentent sa fièvre et
« l'abattent ; ils activent sa fin, en diminuant sa résistance.
« C'est chez de tels malades que l'on constate les néphrites,
« les cystites, les énormes fluxions hémorroïdaires, les accès
« de fièvre formidables à la suite d'un vésicatoire inconsidé-
« rément appliqué. Des accidents analogues sont du reste
« observés chez les mêmes malades à la suite des injections
« de tous les dérivés phénolés ou des diverses tuberculines.
« Ces sujets ne supportent rien, parce qu'ils ne résistent à
« rien, pas plus à la maladie qu'aux remèdes. »

C'est dans ces cas, sans doute, que les bactéries se multiplient librement, avec une soudaineté et une brutalité telles,
qu'elles ne peuvent plus être influencées par les phagocytes ;
l'évolution infectieuse est alors plus intense et plus meurtrière.
Ou bien n'est-ce pas que les phagocytes sont débordés par
cette intoxication ainsi brusquement généralisée, n'est-ce pas
que le microbe très virulent produit des poisons qui mettent
les leucocytes dans l'impossibilité d'agir et les repoussent : la
chimiotaxie, de positive, devient alors négative, les défenseurs
ont été enfoncés de toutes parts, l'invasion est victorieuse ; la
lutte médicamenteuse est superflue, rien ne peut sauver le
malade.

« Donc, conclut Daremberg, pas de vésicatoire dans les
« cas de tuberculose à marche rapide ; pas de vésicatoire dans
« les cas de tuberculose lente, mais infectieuse d'emblée.
« Jamais de vésicatoire dans les cas de broncho-pneumonie
« tuberculeuse étendue ; on ferait souffrir inutilement le ma-
« lade. Jamais de vésicatoire chez les tuberculeux dont les
« hémoptysies sont accompagnées d'une forte fièvre, dépassant
« 38°,5. Ces deux signes concomitants indiquent le début d'une
« congestion infectieuse. »

Dans tous ces cas, en effet, les leucocytes sont impuissants
à lutter contre le germe infectieux et le vésicatoire ne pour-

rait accroître assez leur nombre pour que l'organisme puisse lutter avec quelques chances de succès.

« Mais, à mon avis, poursuit plus loin Daremberg, le médecin « doit user largement des petits vésicatoires répétés, quand « il se trouve en présence d'un phtisique résistant, atteint « d'une poussée limitée de congestion pleurale, pulmonaire « ou bronchique, n'élevant pas la température au delà de 38°5. « Dans ces cas, je crois pouvoir affirmer que le petit vési- « catoire, répété s'il le faut trois ou quatre fois de suite, a les « plus heureux résultats. Quand, avec ces poussées limitées, « la température n'atteint pas 38°, la petite vésication à répé- « tition produit des effets vraiment merveilleux. »

Dans ces cas-là, en effet, les cellules blanches du sang luttent contre les germes infectieux, et, tout ce qui pourra accroître leur force de résistance, sera en même temps un précieux adjuvant pour la guérison ; or le vésicatoire n'est-il pas un bon moyen d'accroître le nombre des cellules blanches et leurs propriétés phagocytaires ?

Nous avons cité d'abord les opinions de Daremberg comme résumant fort exactement les indications du révulsif cantha- ridien dans la bacillose. Bien des auteurs aussi l'ont prôné ou le prônent encore. Il y a quarante ans, Pidoux ne parlait-il pas de faire, dans la phtisie, « une cure de vésicatoires. »

Grancher, Arnozan, Dieulafoy, Peter en sont également partisans. Toujours à la suite du révulsif, remarque Peter, on constate deux faits : « Un soulagement du malade qui « respire plus facilement et plus lentement, et une diminution « dans la finesse et l'étendue des râles. »

A. Robin a montré que l'application d'un vésicatoire aug- mente la ventilation pulmonaire et la consommation d'oxygène; si cet oxygène consommé s'élève, c'est parce qu'il passe, en un temps donné, une plus grande quantité d'air dans les poumons. Le soulagement presque immédiat qu'éprouve le malade doit certainement tenir à cette augmentation de la ventilation pulmonaire.

Il y aurait même peut-être avantage à favoriser l'introduc- de la cantharidine dans l'organisme des bacillaires. En effet, par l'injection hypo lermique de cantharidate de soude, on a pu obtenir la transsudation du sérum à travers les capillaires. Cet effet n'est obtenu chez les sujets sains que par des doses toxiques, mais des doses faibles et sans danger le détermi- nent autour des capillaires malades. De sorte que la cantha- ridine pourrait donner ce résultat de provoquer une trans- sudation séreuse autour des points atteints d'un processus pathologique (Liebreich, Société de médecine berlinoise, 25 février 1831). Or on sait que le bacille tuberculeux se développe mal quand le poumon est dans un état œdémateux, le sérum n'est-il d'ailleurs pas un poison pour beaucoup de microbes ?

Liebreich a pensé appliquer cette propriété pour le traite- ment de la tuberculose ; c'est une véritable sérothérapie (Liebreich) ou mieux comme le dit le professeur Lépine une auto-sérothérapie. Heymann, conformément à ces données, a appliqué ce traitement à dix malades atteints de tubercu- lose laryngée et pulmonaire ; les succès furent décisifs. De même Frænkel obtint des améliorations remarquables chez quinze phtisiques.

Nous n'avons pas fait d'expériences pour savoir si l'injec- tion sous-cutanée de sels de cantharidine ne provoque pas, en même temps que la transsudation séreuse, une augmen- tation de la leucocytose, mais l'hypothèse est plausible et il y aurait sans doute là des recherches à faire. Peut-être l'hyper- leucocytose qui est ainsi développée jouerait-elle aussi un rôle dans la résistance de l'organisme au bacille de Koch.

AFFECTIONS DE L'APPAREIL CIRCULATOIRE

A) **Endocardite**. — Il n'y a pas à tenter l'emploi du vésicatoire dans l'endocardite infectieuse, où la thérapeutique est, le plus souvent, impuissante ; mais on a retiré de bons effets du vésicatoire dans les endocardites aiguës bénignes et les endocardites chroniques. C'est dans ces affections le procédé de choix, quand on veut provoquer un effet rapide et de quelque durée.

Bouchut et Desprès, Dieulafoy, Laveran et Teissier sont partisans du vésicatoire dans ces affections ; Grasset l'emploie dans la deuxième période de l'endocardite aiguë rhumatismale.

Pour Arnozan (de Bordeaux), chez les cardiaques, les aortiques en particulier, les poussées congestives si violentes ne cèdent qu'à des vésicatoires.

B) **Péricardite**. — Corvisart, Gendrin, Bouillaud citent les bons effets de la révulsion cantharidée dans les péricardites aiguës ; Weil (maladies du cœur chez les enfants) recommande aussi les vésicatoires dans la même affection.

Constantin Paul le prône dans la péricardite chronique comme produisant une action remarquablement prompte et efficace.

Grasset l'emploie dans les cas où il y a épanchemement.

Névralgies. — Le vésicatoire est d'un usage courant dans les névralgies rebelles. Cotugno (1764) recommandait déjà son emploi. Valleix, dans son *Traité des névralgies*, préconise les vésicatoires volants multipliés dans les névralgies. Peter en est aussi partisan. Panas place un vésicatoire

à la tempe pour calmer les névralgies ciliaires péri-orbitai-
res. Grasset recommande, outre les moyens internes, d'appliquer localement une série de vésicatoires contre les douleurs
névralgiques.

Tout le monde sait combien un vésicatoire est efficace pour
calmer le point de côté dans la pleurodynie, la pneumonie,
la pleurésie, dans toutes les hyperesthésies d'origine conges-
tive. Peut-être, comme le dit Rodet, dans sa thèse d'agré-
gation, la douleur propre au vésicatoire, activant des centres
de sensibilité générale, modère l'activité d'autres centres
sensitifs qu'on peut par conséquent considérer comme inhibés
par les premiers.

Affections rénales. — Lancereaux, dans la séance du
8 mars 1898 à l'Académie de Médecine, a cité deux cas dans
lesquels le vésicatoire fit merveille et, dans l'un d'eux, il
s'agissait d'un malade d'une cinquantaine d'années, atteint
d'une néphrite conjonctive, avec albuminurie et urémie et
qui, sous l'influence d'un vésicatoire, vit la dyspnée disparaître, et une crise de polyurie se déclarer. La polyurie per-
sista et l'anasarque excessif qui existait se dissipa : le malade
guérit.

« Depuis lors, ajoute Lancereaux, il m'est fréquemment
« arrivé de faire appliquer des vésicatoires dans le seul but
« de réveiller les fonctions des reins, de ramener les urines
« et de voir cette application suivie de succès. »

Il faut avouer cependant que ce n'est qu'avec de très grandes précautions qu'il faut se servir de l'emplâtre cantharidé
dans les cas où les reins sont touchés. Gübler écrit, il est
vrai : « Dans les cas de mal de Bright, où l'imminence d'acci-
« dents graves me semblait exiger l'application de grands
« vésicatoires volants, je n'ai jamais eu l'occasion d'observer
« un seul exemple de cantharidisme. » Teissier aussi n'a

jamais vu, dans les cas de congestion rénale, l'application
d'un vésicatoire être suivie de l'accroissement du taux de
l'albuminurie rénale. N'oublions pas que du Cazal (*Gazette
hebdomadaire de médecine et de chirurgie*, octobre 1895),
a obtenu des résultats satisfaisants de la cantharidine à
l'intérieur dans trois cas de néphrite aiguë de cause mal
définie, dans un cas de néphrite consécutive à une pneumonie
et dans un cas de néphrite scarlatineuse.

Ces faits nous montrent que le vésicatoire bien manié
peut, entre des mains expérimentées, rendre des services,
même dans les cas où son emploi peut, à *priori*, paraître le
plus dangereux. Cependant, reconnaissons qu'il faut toujours
se souvenir de l'action congestionnante de la cantharide sur
les reins et les organes urinaires, et que ce n'est qu'entre les
mains de praticiens éprouvés que pareilles tentatives peuvent
être autorisées chez les urémiques, les albuminuriques, les
saturnins, tous ceux, en un mot, dont le filtre rénal fonctionne
mal. Comme le fait remarquer Georges Bablon, c'est surtout
dans ces cas difficiles que l'on peut dire : « Tant vaut le médecin, tant vaut le remède. »

AFFECTIONS PUERPÉRALES

Péritonite. — « A une époque où la thérapeutique n'avait
« pas à sa disposition les ressources que l'antisepsie et la
« chirurgie lui offrent aujourd'hui, les vésicatoires ont joué
« un rôle important et très justifié dans quelques-unes des
« affections qui relèvent de la septicémie puerpérale.

« Je placerai au premier rang la péritonite. Je suis con-
« vaincu, que n'eût été l'action du principe virulent qui im-
« prégnait l'organisme de nos malheureuses accouchées, la

« plupart d'entre elles auraient guéri par la seule puissance
« de l'action des vésicatoires. »

Et, à l'appui de ces propositions, Hervieux relate des faits
qui prouvent combien le vésicatoire était salutaire dans les cas
de péritonite, comment la douleur était calmée, le météorisme
diminué ; comment, dans le cas d'une deuxième application
on obtenait aussi la décroissance du chiffre des pulsations et
de la courbe de la température, l'expression meilleure du
facies, le relèvement des forces : « Le vésicatoire, ajoute
« Hervieux, dans une autre séance, n'a pas la prétention
« d'obtenir ce résultat dans tous les cas. La septicémie puer-
« pérale s'est présentée trop souvent à nous avec les carac-
« tères d'une violence extrême pour qu'on pût exiger
« de l'emplâtre cantharidé une pareille constance. Mais je
« puis affirmer que, toutes les fois qu'il n'a existé ni gravité
« excessive dès le début, ni complication sérieuse dans le
« cours de la maladie, les vésicatoires ont amené une amé-
« lioration sensible dans les phénomènes locaux et généraux
« et finalement la guérison. »

Dans les premiers cas, ne croit-on pas avec nous que, dans
les septicémies à forme très grave d'emblée, infectieuse,
les leucocytes étaient réduits à l'impuissance complète par la
brutalité de l'invasion et que le vésicatoire était impuissant à
amener des renforts phagocytaires à ces combattants débordés
de toutes parts ? Ne croit-on pas que, dans les cas à invasion
moins sévère, le vésicatoire, augmentant la leucocytose et la
phagocytose, amenait par ce mécanisme l'amélioration constante qu'Hervieux signale après son application et surtout son
application réitérée ?

Jaccoud a retiré de bons effets des larges vésicatoires dans
la péritonite, lorsque les accidents aigus commencent à
s'apaiser, et que, par le défaut de résorption locale, l'affection
menace de passer à l'état chronique ; ces bons effets ne sont-ils

pas dus encore à l'hyperleucocytose provoquée par l'emplâtre cantharidé?

A Lyon, Larroyenne, Condamin reconnaissent l'utilité de celui-ci dans les maladies de l'utérus et des annexes: « Dans « les paramétrites, dit Condamin, il calme la douleur mieux « que les injections de morphine. »

AFFECTIONS CHIRURGICALES

Les ouvrages classiques les plus récents, ceux de Duplay, de Le Dentu et Delbet, recommandent l'emploi du vésicatoire en chirurgie dans les hygromas, hydarthroses, arthrites chroniques. Créquy, à la Société de thérapeutique, en 1896, fait voir que presque toujours une hydarthrose considérable est améliorée pour ainsi dire mathématiquement par l'application du topique cantharidé. Presque tous les chirurgiens ont fait les mêmes constatations et recommandent de recourir au vésicatoire dans ces cas. On conçoit que l'on obtienne des résultats avantageux en créant des voies de retour au sang, en dégorgeant les tissus périarticulaires ; il est possible aussi que l'excitation créée par la révulsion réveille la vitalité des éléments de l'articulation et active leur pouvoir de résorption; mais l'hyperleucocytose générale que donne le vésicatoire et l'afflux local de cellules blanches au niveau de son point d'application ne sont-ils pas aussi de précieux adjuvants pour la résolution des épanchements articulaires ?

CONCLUSIONS

———

Nous n'avons pas voulu rouvrir dans cette thèse la question si controversée de l'utilité ou des dangers du vésicatoire : des voix plus autorisées que la nôtre l'ont fait récemment, avec toute l'autorité de leur longue expérience. Nous avons voulu seulement, nous servant des observations et des idées de M. le professeur Carrieu, à qui nous devons l'inspiration et le sujet de ce travail, apporter de nouvelles preuves de l'action bienfaisante du vésicatoire par l'hyperleucocytose et l'hyperphagocytose qu'il provoque, et qu'il provoque toujours quand il est judicieusement appliqué. Il en va de ce moyen d'action, comme de presque tous ceux que la thérapeutique, soit ancienne, soit nouvelle, met entre nos mains : le mercure, la digitale, l'antipyrine, la quinine, le salicylate de soude, ne sont-ils pas des médicaments acceptés par tout le monde, d'un emploi universel, et cependant quels médicaments exigent plus de précautions que ceux-là dans leur emploi ? Parlera-t-on, parce qu'on aura à leur reprocher un certain nombre d'accidents, de les rayer de l'arsenal thérapeutique ? Pareille prétention ferait sourire !

Nous concluons de cette étude que le vésicatoire est un agent d'une action spéciale bien définie, d'une indication bien déterminée et que rien ne peut totalement remplacer. Les accidents qu'il peut occasionner ne relèvent que de l'incurie de ceux qui l'appliquent ou de l'abus qu'on en peut faire, ou encore de la méconnaissance des indications auxquelles il répond. Il faut donc mettre ce moyen d'action à l'abri des accidents dangereux ce qui est facile avec des précautions, en somme, minimes. Peut-être pourrait-on demander, avec Georges Bablon, que l'emplâtre vésicant ne soit jamais délivré par le pharmacien, sans ordonnance médicale. On éviterait ainsi bien des abus de la part de malades trop interventionnistes.

Au nom de la physiologie, au nom des théories modernes, on a voulu proscrire la plupart des médications qu'employaient nos pères, dont ils avaient peut-être fait abus quelquefois ; mais croit-on que leurs patientes observations cliniques ne les guidaient pas aussi sûrement que l'expérimentation que l'on pratique souvent sur des animaux? Entre l'engouement des siècles passés et le dédain de nos temps pour l'emplâtre vési- cant, il y a place encore pour une opinion moyenne, et c'est cette opinion moyenne que nous suivrons, selon le vulgaire adage latin, l'éternellement vrai *in medio stat virtus.*

INDEX BIBLIOGRAPHIQUE

BABLON. — Thèse de Lyon, 1900.

BESSON. — Thèse de Lyon, 1892.

BOUCHARD. — Pathologie générale.

BOUILLAUD. — Cliniques.

BROUARDEL et GILBERT. — Traité de médecine et de thérapeutique.

CARCANAGUE. — Thèse de Paris, 1898.

CARRIEU. — Communication au Congrès de Toulouse (avril 1902).
    (Nouveau Montpellier médical).

CHANTEMESSE et PODWYSSOTZKY. — Pathologie générale et expéri-
    mentale.

CHARCOT, BOUCHARD et BRISSAUD. — Traité de médecine.

DEBOVE et ACHARD. — Manuel de médecine.

DECHAMBRE. — Dictionnaire des sciences médicales.

DUVAL (Mathias). — Précis d'histologie.

GRASSET. — Consultations médicales.

    — Cliniques, t. III.

JACCOUD. — Dictionnaire de médecine et de chirurgie.

LACOMME. — Thèse de Lyon, 1892.

LAVERAN et TEISSIER. — Traité de pathologie interne.

MALASSEZ. — Archives de physiologie, 1880.

MANQUAT. — Thérapeutique.

METCHNIKOFF. — Pathologie comparée de l'inflammation.

MIVIELLE. — Thèse de Paris, 1894.

PETER. — Cliniques.

    — Maladies du cœur.

RUAIS. — Thèse de Paris, 1896.

ROGER. — Introduction à l'étude de la médecine.

SOULIER. — Traité de thérapeutique.

Bulletin de l'Académie de Médecine. — Séances des 25 janvier,
    2, 8, 15, 22 février, 1er, 8 et 15 mars 1898.

Société de thérapeutique. — Séances des 11, 25 mars et 13 mai 1896.

Semaine médicale. — 18 juin 1902.

TABLE DES MATIÈRES

www.ingramcontent.com/pod-product-compliance
Lightning Source LLC
Chambersburg PA
CBHW071240200326
41521CB00009B/1565